「空腹」こそ最強のクスリ

医学博士
青木厚
Atsushi Aoki

アスコム

「ものを食べない時間」を作り、「空腹」を楽しむ。
それだけで、病気知らずの体が手に入ります。

中性脂肪が激減し、脂肪肝が改善！

■50代・男性
脂肪肝で睡眠時無呼吸症候群も。
食後は眠気やだるさに襲われてしまう。

中性脂肪 338mg／dl　**GPT** 62IU／l

空腹の時間を作って約1年後…

中性脂肪 207mg／dl　**GPT** 31IU／l

高かった血圧が下がり、体重も４キロ減！

■60代・女性

肥満と便秘が悩みで、収縮期血圧も基準値（１３０㎜Hg）をオーバー。

肥満と高血圧による病気が心配。

収縮期血圧　１３５㎜Hg

空腹の時間を作って3か月後…

収縮期血圧　１２１㎜Hg

がんや糖尿病、高血圧などの病気を遠ざけ、
健康に暮らしたい。
いつまでも疲れ知らず、老化知らずの、
若々しい体でいたい。

これらは、きっと多くの人の
共通の願いではないでしょうか。

しかし、人はなかなか、
病気と無縁ではいられません。
年齢を重ねるほど、細胞は古くなり、

それが病気や体の不調、老化を進める
原因ともなります。

さらに、日ごろの食生活は、健康に
大きな影響を及ぼします。
特に、慢性化した食べすぎ、糖質の摂《と》りすぎは、
気づかないうちに体をむしばんでいきます。

では、いったいどうすれば、
健康に若々しく生きることができるのでしょう。

これまで健康や長寿、アンチエイジングのための、
さまざまな食事法が紹介されてきました。
しかし最新の医学エビデンスに基づき、近年、
「食べものの内容を制限する」ことよりも
「食べない時間を増やす」ことに
より注目が集まっています。

この本で紹介する食事法は、
２０１６年にノーベル生理学・医学賞を受賞した
「オートファジー」研究をもとに
生み出されました。

詳しくは本文で解説しますが、
オートファジーとは、
「古くなった細胞が新しく生まれ変わる」
体の仕組みのことです。

週に一度でも、まとまった空腹の時間を作ると、
食べすぎがもたらす害が取り除かれ、
加齢や食生活によるダメージがリセットでき、
オートファジーが活性化して
体が、内側から若々しく蘇《よみがえ》ります。

しかもこの食事法は誰でも簡単に実践でき、

すぐに効果を実感できます。
がんや認知症、糖尿病や高血圧などの病気の予防にも役に立つと考えられる、
まさに奇跡の食事法なのです。

みなさん、この本を読んで、
ぜひ空腹という最高のクスリにより、
健康と若さを手に入れましょう。

はじめに

「一日3食」「食べすぎ」が、疲れやすい体を作る

みなさん、こんにちは。青木厚です。

私は内分泌代謝《ないぶんぴつたいしゃ》や糖尿病を専門とする医師です。
大学病院などでの勤務を経て、2015年、さいたま市にクリニックを開設し、その間ずっと、風邪をひかれた方から生活習慣病の方まで、数多くの患者さんの体と向き合ってきました。

この本では、そんな私が、さまざまな経験を踏まえて考え出した**「究極の食事法」**をご紹介します。

さて、みなさんの中に、

「食べると、すぐに眠くなってしまう」
「最近、胃腸が弱っている気がする」
「疲れやすくなった」
「何もする気が起きなくなったり、やたらイライラしたり、気分の変化が激しい」

こうした症状に悩まされている人はいませんか？

加齢による体力の低下、運動不足など、原因はいろいろと考えられますが、もしかしたらそれらの症状は、「食べすぎ」（特に糖質の摂りすぎ）からきているかもしれません。

このように言うと、

「自分は一日3度、規則正しく食事をしている」
「そんなにたくさん食べているつもりはない」

と、思う人もいるでしょう。

しかし、詳しいことは本文中でお話ししますが、**一日3食というのは、それだけで「食べすぎ」になってしまう可能性があります。**

成人が一日に必要とするカロリーは、1800～2200キロカロリー前後といわれています。

一方で、現代人、特に外食が多い人の食事はどうしても高カロリーになりがちです。

ハンバーガーとポテトフライ、ドリンクのセットだけで、1000キロカロリーは軽く超えますし、ファミレスに行けば、800～1000キロカロリー程度のメニューがたくさん並んでいます。

つまり、一日3度食事をとることで、本来必要な量の1・5～2倍のカロリーを摂取してしまう……というのは、十分にありうることなのです。

高血圧、老化、生活習慣病……。肥満は百害あって一利なし！

食べすぎは、さまざまな体の不調を招きます。

まず、**内臓の疲れ。**

胃腸や肝臓は、私たちが食べたものを、何時間もかけて消化しますが、本来処理できる量を超える食べものが、ひっきりなしに運ばれてくると、内臓は休みなくフル回転で働き続けなければならず、疲弊《ひへい》します。

その結果、内臓の働きが低下し、栄養素をきちんと吸収できない、老廃物を排出できない、免疫力が低下するなど、さまざまな問題が生じてしまうのです。

また、**食べすぎは、肥満を招きます。**

私たちが食事によって摂った糖質や脂質の一部は、脳や筋肉、内臓などが働くためのエネルギーとして使われますが、余った分は筋肉や肝臓に蓄《たくわ》えられ、それでもおさまりきらなかった分は中性脂肪として、脂肪細胞に蓄えられます。つまり、消費するエネルギー以上に食べると、それだけ脂肪が増えてしまうのです。

つきすぎた脂肪、とくに内臓脂肪からは、悪玉ホルモンが分泌され、血糖値の上昇、高血圧、血栓《けっせん》形成などを招きます。

また悪玉ホルモンは慢性炎症状態を引き起こし、がんを発症する場合もあります。

ほかにも、食べすぎには「体を錆《さ》びさせる活性酸素を増やす」といったデメリットがあります。

食べすぎは、疲れやだるさの原因となるだけでなく、糖尿病や高脂《こうし》血症《けっしょう》

などの動脈硬化性疾患《どうみゃくこうかせいしっかん》、脳出血や脳梗塞《のうこうそく》、狭心症や心筋梗塞《しんきんこうそく》などの虚血性《きょけつせい》心疾患《しんしっかん》、そしてがんの原因ともなるのです。

さまざまな病気の温床となる「糖質の摂りすぎ」

しかも、現代日本人の食事は、特に糖（糖質）が多くなりがちです。

成人が一日に必要とする糖質は、１７０ｇといわれています。

茶碗一杯のご飯（白米）に含まれる糖質は50ｇ程度ですから、ご飯を一日３杯食べれば、それだけでほぼ、本来必要な糖質は摂取できてしまいます。

つまり、一日３杯のご飯に加えて、デザートなどを食べれば、それだけで糖質過多になるのです。

加えて、今、スーパーで売っている加工食品や総菜の原材料名を見ると、ほとんどすべての食品に糖質が含まれています。

一品一品に含まれる糖質は少しずつでも、それらは気づかないうちに、体を「糖質過多」の状態にしてしまいます。

そして糖質の摂りすぎもまた、さまざまな体の不調を招きます。

糖質には、「中性脂肪に変わりやすい」という特徴があり、肥満の原因となるだけでなく、肝臓に異常に脂肪がたまる「脂肪肝」の原因ともなります。

脂肪肝は、放置しておくと、肝硬変や肝臓がんを引き起こすおそれがあります。

しかし、**糖質の摂りすぎによる最大の問題は、「糖質が、血糖値（血液中のグルコース〈ブドウ糖〉の濃度）を急上昇させる」点にあります。**

血糖値が上がると、すい臓から「インスリン」というホルモンが分泌されます。インスリンは、全身の細胞にブドウ糖を送り込む作用により、血糖値を下げる働きをしますが、血糖値が急上昇すると、インスリンが大量に分泌され、今度は血糖値が急激に下がってしまいます。

こうした、ジェットコースターのような血糖値の乱高下は、「食後すぐ眠くなる」「だるくなる」「イライラする」などの症状をもたらします。

さらに、糖質の摂りすぎによって血糖値が高い状態が続くと、

①細胞が徐々にインスリンを受けつけなくなる。
②すい臓が頑張って、もっとインスリンを分泌しようとする。
③すい臓が疲弊する。

といったことが起こるようになり、すい臓でのインスリン分泌量が低下する「2型糖尿病」の発症につながります。

糖尿病になると、血糖値が下がらないため、全身の血管がダメージを受け、網《もう》膜症《まくしょう》、腎症《じんしょう》、心筋梗塞や脳梗塞、認知症、がんといった病気にかかるリスクが高まってしまいます。

血糖値が下がり、脂肪が分解され、細胞が生まれ変わる方法がある

では、こうした、食べすぎや糖質の摂りすぎによるさまざまな害から体を守るには、いったいどうしたらよいのでしょう。

「食事のカロリー数を減らす」「糖質を減らす」など、さまざまな方法が考えら

れますが、この本で私がおすすめしたいのは、

「ものを食べない時間（空腹の時間）を作る」

というものです。

「空腹」というと、お腹がペコペコで辛いというイメージがあるかもしれませんが、この本でいう「空腹」とは、「ものを食べない状態」を指していると捉えてください。

空腹の時間を作ると、まず内臓がしっかりと休むことができ、血糖値も徐々に下がります。

また、最後にものを食べてから10時間ほどたつと、肝臓に蓄えられた糖がなく

なるため、脂肪が分解されエネルギーとして使われるようになり、16時間を超えると、体に備わっている「オートファジー」という仕組みが働くようになります。

オートファジーとは、「細胞内の古くなったタンパク質が、新しく作り替えられる」というもので、細胞が飢餓《きが》状態や低酸素状態に陥《おちい》ると、活発化するといわれています。

体の不調や老化は、細胞が古くなったり壊れたりすることによって生じます。特に、細胞内のミトコンドリア（呼吸を行いエネルギーを作り出す重要な器官）が古くなると、細胞にとって必要なエネルギーが減り、活性酸素が増えるといわれています。

オートファジーによって、古くなったり壊れたりした細胞が内側から新しく生まれ変われば、病気を遠ざけ、老化の進行を食い止めることができるのです。

つまり、空腹の時間を作ることで、

・内臓の疲れがとれて内臓機能が高まり、免疫力もアップする。
・血糖値が下がり、インスリンの適切な分泌が促され、血管障害が改善される。
・脂肪が分解され、肥満が引き起こすさまざまな問題が改善される。
・細胞が生まれ変わり、体の不調や老化の進行が改善される。

といったさまざまな「体のリセット効果」が期待できます。
まさに、**「空腹は最高のクスリ」**なのです。
しかも、難しく面倒なカロリー計算はいっさい必要ありません。
空腹の時間以外は、何を食べていただいてもかまいませんし、空腹の時

間中であっても、どうしてもお腹が空いた場合は、ナッツ類などであれば、いくら食べていただいてもかまいません。

オートファジーを働かせるためには、連続して16時間以上の空腹の時間が必要ですが、睡眠時間をうまく組み込めば、無理なく実行することができるでしょう。できれば毎日続けていただくのが理想的ですが、**週1回、週末だけ実行していただくだけでも、リセット効果は得られる**はずです。

半日断食が、体の不調や病気、老化を遠ざけてくれる

もちろん、私も日ごろから、空腹の時間を作っています。

ちなみに私のタイムスケジュールは、以下の通りです。

【平日】

朝7時に起床し、軽めの朝食をとり（ゆで卵1つと生野菜程度）、夜21時頃、普通に夕食をとる。

その間はものを食べない。

ただし、お腹が空いて仕事に支障をきたしそうな場合は、ナッツ類を食べる。


【休日（土日のどちらか一日）】

起きた後、朝食や昼食は食べず、夕食のみ食べる。


このように、私は、平日は14～16時間、休日に24時間の空腹の時間を作り、体をリセットさせています。

「14～16時間の空腹」と聞くと、「大変そう」と思われるかもしれません。でも、たとえば朝食だけ抜いて、昼と夜は普通に食べる。**起きている時間の半分だけがんばる半日断食、**それだけで実行できてしまいます。

なお、私がこの8時間食事術を始め、空腹というクスリを手に入れたのは、舌がんになったのがきっかけでした。

かつての私は、もちろん職業柄、それなりに食事の内容に気を使ってはいました。

ただ、日々の生活の中で、やはり知らず知らずのうちに「食べすぎ」「糖質の摂りすぎ」に陥《おちい》っていたのでしょう。

いつの間にか、お腹に内臓脂肪がついてちょっとしたメタボリック体型となり、2010年、40歳のときに、舌がんにかかっていることがわかったのです。

がん自体は手術によって無事取り除くことができましたが、同じような生活を続けていたら、またがんを再発してしまうおそれがあります。

そこで私は、さまざまな書籍や論文を読み漁り、糖尿病をはじめとする、生活習慣病の患者さんたちの治療を通して得た経験や知識なども踏まえて、**「どのような食事の仕方であれば、もっとも無理なく、ストレスなく、病気を遠ざけることができるか」**を真剣に考えました。

その結果、たどりついたのが、「空腹」の力を活用する方法だったのです。

それまでの食生活がしみついていたため、初めのうちは空腹の時間中にナッツ類をかなり食べてしまいましたが、やがて体が慣れ、4か月後には内臓脂肪によるポッコリお腹が解消。

最大で78センチだったウエストは70センチとなり、今もその状態が続いています。

さらに、体が軽くなり、疲れにくくなり、がんが再発する気配もありません。

繰り返しになりますが、空腹の時間を作るだけで、食べすぎや糖質の摂りすぎによる弊害をリセットしてくれます。

カロリー計算など、難しいこと、面倒なことを考えなくても、内臓の疲れがとれ、血糖値が下がり、脂肪が落ち、細胞が生まれ変わり、さまざまな体の不調や病気、老化を遠ざけることができます。

みなさんもぜひ、「空腹」という最高のクスリによって、病気知らず、疲れ知らず、老化知らずの体を手に入れてください。

「空腹」こそ最強のクスリ　目次

第2章
無理なく「空腹」を作り、体を蘇らせる食事法

第3章

「糖」がもたらす毒を、「空腹」というクスリで取り除く

第4章

「空腹力」を高めれば、これだけの病気が遠ざかる！

第1章

「一日3食しっかり食べる」「空腹な時間を作る」どちらが長寿と健康をもたらすか

最強のクスリ

「一日3食とるのが体にいい」は、間違いだった

一日3食とると、体は日々弱っていく

初めに、お尋ねします。
みなさんは一日に何回、食事をとっていますか？
あるいは、一日何食とるのが、健康にいいと考えていますか？

おそらく、多くの方が、

「自分は昔から、一日3回、規則正しく食事をとっている」
「一日3食が、健康の基本だと思っている」

とお答えになるのではないでしょうか。

日本人の８割以上が食べすぎ！
不調と老化の原因は１日３食にあった

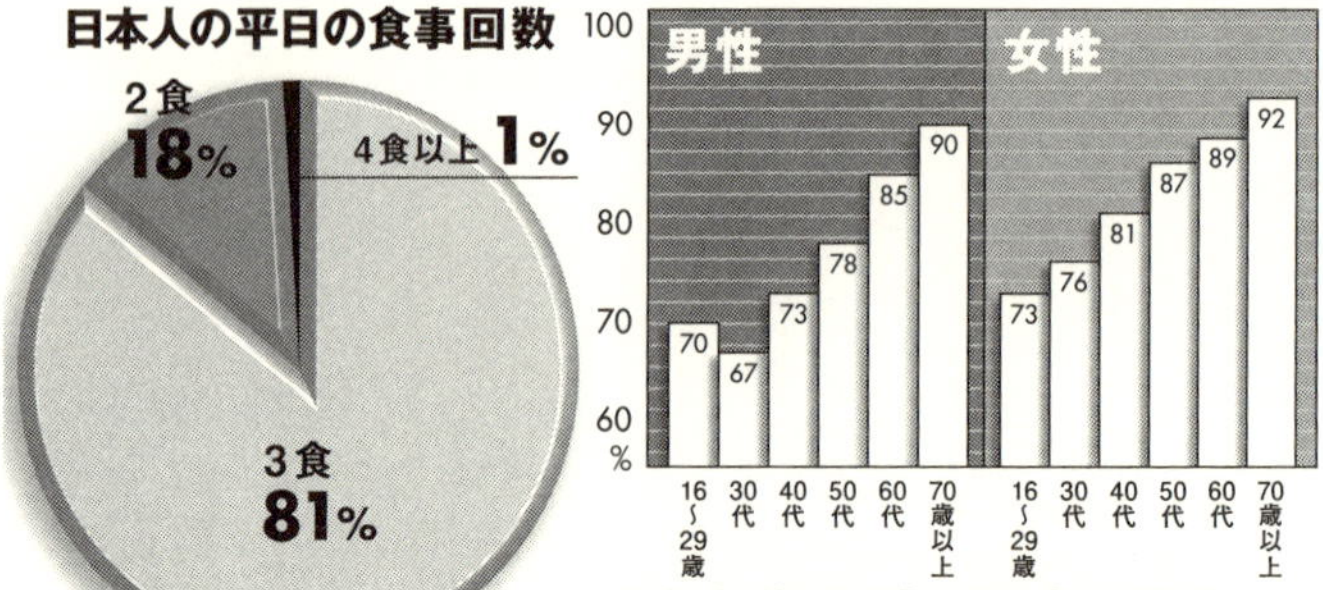

男女・年代別の「一日3食」の割合

※NHK「食生活に関する世論調査」（2016年）より

実際、ＮＨＫが２０１６年に実施した「食生活に関する世論調査」によると、「平日の1日に平均何食とるか」という質問に対し、「3食」と答えた人がもっとも多く、81％を占めていました。

年齢別にみると、16〜29歳では一日平均3食とる人が男女ともに70％程度にとどまっているのに対し、60代は85％以上、70歳以上になると90％を超えており、高齢層ほど「一日3食」を守っている人が多いことがわかります。

「一日3食」という習慣は、私たちの生活に、これほどまでに深く浸透しているわけですが、ここで私はあえて、声を大にしてお伝えします。

「一日3食が理想的である」という考え方には、確固たる裏付けはありません。

それどころか、一日3回食事をとると、あとで詳しくお話しするように、

・胃腸をはじめ、内臓が十分に休むことができず、疲弊してしまう。
・体内で炎症が起きやすい。
・「食べすぎ」を招き、肥満になりやすい。
・高血糖になりやすい。

・老化が進みやすい。

など、体や健康にさまざまなダメージを与えることになるのです。

一日3食の習慣は、つい最近始まったばかり

ちなみに、日本で一日3食の習慣が広まったのは、比較的最近のことです。そのきっかけについては、「江戸時代初期の明暦《めいれき》の大火（1657年）の際に、復興にあたった大工や職人に、江戸幕府が朝と夜だけでなく、昼食も提供したから」「江戸時代後期に明かりが普及して、一日の活動時間が延びたから」「明治維新後、政府が軍隊に一日3食提供したから」など諸説ありますが、いずれにせよ江戸時代までは、武士や、大工などの肉体労働者以外は、一日2食が一般的だったようです。

また、１９３５（昭和10）年、国立栄養研究所の佐伯《さいき》矩《ただす》医学博士が「日本人男性が一日に必要とするエネルギーは２５００～２７００キロカロリーである」「それを2食でとるのは難しく、３分割しバランスよくとることで、もっとも健康に生きることができる」と提唱したことも、一日3食が定着する要因になったといわれています。

しかし、そもそも「２５００～２７００キロカロリー」という数字自体が、少々多いのではないかと私は思います。

消費カロリーには個人差がありますが、基礎代謝量（内臓を動かす、体温を維持するなど、生きるうえで最低限必要な活動に消費するエネルギー量）は、30～49歳の男性で１５００キロカロリー、女性で１１７０キロカロリー

50～69歳の男性で１３５０キロカロリー、女性で１１１０キロカロリー
70歳以上の男性で１２２０キロカロリー、女性で１０１０キロカロリー

この程度であり、運動などによって消費するエネルギー量を加えても、成人が一日に必要とするカロリーは、現在では１８００～２２００キロカロリー前後であると、一般的に考えられています。

ただでさえ運動不足傾向が強く、消費カロリーが少ない現代日本人は、わざわざ一日3回の食事によって、２５００～２７００キロカロリーものエネルギーをとる必要はないのです。

「食事をしただけなのに疲れてしまう、だるくなる」という人は要注意！

このようなお話をしても、ピンとこない人のほうが多いかもしれません。

「食べすぎ」が慢性化してしまっているとき、人はなかなか、「自分が食べすぎていること」に気づかないからです。

「自分は一日３食とっているけれど、別に胃がパンパンになるわけでもなく、食べすぎているという実感はない」

そう思われた人もいるでしょう。

では、ここで、もう一つお尋ねします。

みなさんの中に、「食べた後、疲れを感じたり、だるくなったり、眠くなったりする」という人はいませんか？

もし心当たりがあるなら、要注意です。

あなたは「食べすぎている」可能性があります。

食事をした後は、消化のため、血液が胃腸に集まり、また血糖値も上昇するので、少しくらい眠くなったりするのは仕方がありません。

しかし、疲れやだるさ、眠気がひどい場合には、「食べすぎている」「胃腸をはじめとする内臓が弱っている」可能性が高いのです。

もし「無理なく消化できる量以上のものを食べている」とすると――。

あなたの体の中では、次のようなことが起きています。

まず、胃腸は、毎日、ギリギリまで働かされて疲れており、すでに消化する能力が衰えています。

そこへ、休む間もなく、次々に食べものが運ばれてきますから、全部をきちんと消化することができません。

すると、未消化のままの食べものが腸にたまり、腐敗し、有害物質が発生して腸内環境が悪化し、腸の働きがますます悪くなるという悪循環が起こります。

働きすぎで疲れてしまうのは、肝臓も同じです。

肝臓には、食べものを「解毒《げどく》」したり、食べものから得たエネルギーを蓄えたりする働きがあり、食べものが大量に、もしくはひっきりなしに送られてくると、肝臓もやはり休む暇がなく、疲れてしまいます。
内臓の疲れや、腸で発生した有害物質、肝臓で分解できなかった毒素は、体にさまざまな不調をもたらします。

食べた後に、あなたが眠気や疲れ、だるさを感じるのは、胃腸や肝臓が発している、疲れのサインかもしれないのです。

食後の慢性的な眠気は、血糖値が上がっている証拠

あるいは、あなたはご飯や麺類やパン、そして甘いものを食べすぎているのかもしれません。

こうしたものを食べすぎると、血糖値が急激に上がります。

血糖値が上がると、体にさまざまなダメージが生じるため、すい臓は「インスリン」というホルモンを分泌し、血糖値を下げようとします。

この、血糖値の上がり下がりがゆるやかであればいいのですが、血糖値が急激に上がると、体は急いで血糖値を下げようとするため、インスリンが大量に分泌され、血糖値が必要以上に下がってしまいがちです。

そして、血糖値の急激な乱高下により、だるくなったり眠くなったり、逆にイライラしたり、といった症状がもたらされるのです。

日常的にこうしたものを食べすぎている人は、特に注意が必要です。

血糖値が乱高下する状態が続くと、血糖値が慢性的に高くなりやすく、糖尿病を発症するリスクが高くなるからです。

「食べた後、異様に眠くなったり、疲れたり、だるくなったりする状態が、

ずっと続いている」という人は、血糖値が慢性的に高くなっている可能性があるといえるでしょう。

習慣や惰性を捨て、体の声を聞くことが真の健康への第一歩

「昔からの習慣で、食事は一日3回と決めている」
「仕事のつきあいなどで飲みに行くと、出てきたものを惰性《だせい》で食べてしまう」
「家族の食べ残しや宴会の残りものがもったいなくて、ついつまんでしまう」

そのような人は、一度、ご自身の体の状態をチェックしてみてください。

本当は食欲がないのに、無理して食べていませんか？
「お腹が空いた」と感じていないのに、食べものを口にしていませんか？

食後に、眠気や疲れ、だるさに襲われていませんか？

本来、食事というのは「健康を維持するために、体に必要な栄養分を必要なだけ取り込むこと」です。

それなのに、習慣や惰性で、体が本当に必要としていないものをなんとなく食べ、体にダメージを与えてしまっては、本末転倒です。

あなたの内臓は、もしかしたら、休息を求めているかもしれません。

特に年齢を重ねるにつれて、一日に必要とするカロリーは少なくなっていきます。だからこそ、食事の質ばかりでなく、量についても、それに合わせて変えていくべきです。いや、むしろ量こそ変化させるべきだといえるでしょう。

一日３食にこだわる必要は、まったくないのです。

最強のクスリ

一日3食は、胃腸を疲れさせ、体の不調を招く

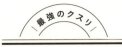

一日3食では、内臓は十分に休むことができない

では、「一日3回の食事」が体に与えるダメージについて、もう少し詳しくみていきましょう。

一日3食の弊害《へいがい》として、最初に挙げられるのは、

「胃腸をはじめ、内臓が休む時間がない」

ということです。

人体において、食べものが胃の中に滞在する時間（消化されるまでの時間）は平均2〜3時間、脂肪分の多いものだと、4〜5時間程度であるといわれています。

また小腸は、胃から送られてきた消化物を5〜8時間かけて分解して、水分と

て吸収します。

栄養分の8割を吸収し、大腸は、小腸で吸収されなかった水分を15～20時間かけて吸収します。

ところが、一日3度食事をすると、朝食から昼食までの間隔は4～5時間、昼食から夕食までの間隔は6～7時間程度となり、前の食事で食べたものが、まだ胃や小腸に残っている間に、次の食べものが運ばれてきてしまいます。

すると胃腸は休む間もなく、常に消化活動をしなければならなくなり、どんどん疲弊していきます。

しかも、年齢を重ねるにしたがって、消化液の分泌が悪くなり、胃腸の働きも鈍くなります。

すると、ますます消化に時間がかかるようになり、胃腸も疲れやすくなります。

胃が疲弊すると、肌や髪にも悪影響をもたらす

一日３回、せっせと食事をとり続け、胃腸が疲弊すると、体にはさまざまな不調が現れます。

まず、胃腸が疲れ、消化機能が衰えると、食べものからきちんと栄養分を摂ることができなくなり、体に必要なビタミンやミネラル、微量元素不足に陥り、疲れやすくなったりだるくなったり、肌や髪のコンディションが悪くなったりします。

また、「胸焼け」「胃もたれ」「食欲不振」が起こりやすくなります。

胸焼けは、食道と胃の間の筋力が弱くなって、胃の入口部分の締まりが悪くな

り、胃液が食道に逆流することで起こります。

胃もたれは、胃の機能が衰えて消化に時間がかかり、食べものがいつまでも胃に残ることで起こり、胃の消化機能が落ちれば、「あまり食べたくない」という気分にもなるでしょう。

「最近、胸焼けや胃もたれの回数が増えた」「昔に比べて食欲が落ちた」という人は、胃が疲れている可能性が高いので、ぜひ休めてあげてください。

なお、胸焼けや胃もたれ、食欲不振の頻度があまりにも多い場合、長引く場合は、胃炎などなんらかの病気につながったり、もしくはすでに病気になっていたりするおそれがありますから、一度検査を受けてみることをおすすめします。

腸内環境の悪化が、全身にダメージを与える

一方、腸が疲れ、働きが鈍くなると、消化しきれなかった食べものが腸内に残り、それらはやがて腐敗《ふはい》し、アンモニアなどの有害物質を発生させます。

腸の中には、

・消化を助け健康を維持する働きをする善玉菌《ぜんだまきん》
・腸内を腐敗させ病気の原因を作る悪玉菌《あくだまきん》
・体が弱ると悪玉菌に変わる日和見菌《ひよりみきん》

といった腸内細菌がおり、健康なときは善玉菌が優勢なのですが、腸の中に老廃物や体にとって不要なもの、有害物質などがたまり、腸内環境が悪化すると、悪玉菌が優勢になります。すると、腸の働きがますます鈍くなるという悪循環が起こって、便秘や下痢などが起こりやすくなります。

ちなみに、加齢や胃の疲れによって胃液が減り、消化が不十分な食物が腸内に入ってくると、やはり腸内細菌のバランスが崩れ、腸内環境は悪化します。

さらに、腸で発生した有害物質は、血液に乗って全身にまわります。そのため、肌荒れがひどくなったり体臭がきつくなったり、ときにはがんなどの病気が引き起こされたりすることもあるのです。

また、腸には食べものを消化・吸収し、不要なものや老廃物を排泄するだけでなく、「体内に侵入しようとする異物（ウイルスや毒素など）を排除し、体を守る」という「免疫機能」も備わっています。

腸の機能が衰え、腸内環境が悪くなると、免疫力が低下して風邪や肺炎などの感染症にかかりやすくなる、アレルギーがひどくなる、がんが発生する、といったことも起こりやすくなるのです。

「食事」が本当に始まるのは、食べものを口にした後

一日３度の食事によって疲れてしまうのは、肝臓《かんぞう》も一緒です。

いや、肝臓の疲れは、胃腸以上といってもいいかもしれません。

肝臓は、腎臓《じんぞう》とともに「沈黙の臓器」といわれることが多く、ふだん、その存在が意識されることはほとんどありません。

胃腸の具合はよく気にするけれど、お酒を飲みすぎたときや、肝臓になんらかの障害が発生したとき以外、肝臓の具合を気にすることは、あまりない。

そんな人も多いのではないでしょうか。

ところが、肝臓は実に働き者です。

食後、体に入ってきた栄養を、体内で必要なエネルギーに変えたり、余分なエネルギーを蓄えたり、食べものに含まれていたアルコールやアンモニアなどの毒素を処理したり、脂肪の消化吸収を助ける胆汁《たんじゅう》を作ったり……。

さまざまな役割を一手に担っているのが、肝臓なのです。

そのため、食事の間隔が狭く、次から次へと食べものが入ってくると、肝臓はフル回転で働かなければならず、どんどん疲弊していきます。

疲れにより肝臓の機能が衰えると、本来肝臓で解毒されるはずの毒素や老廃物が体内に残ったり、作られるエネルギーの量が減ったりするため、体が疲れやすくなります。

また、お酒がおいしく感じられなくなったり、食欲が低下したり、あるいは肝炎や脂肪肝、肝硬変、さらには肝臓がんなど、肝臓自体の病気や障害が引き起こされたりするおそれもあります。

私たちは、「食べる」という行為を、つい「食べものを口に入れること」「食べものがのどを通過したら、終わり」ととらえてしまいがちです。

しかしその後、**体の中では、各臓器が一生懸命働いているということを、忘れてはいけません。**

体にとってはむしろ、食べものがのどを通過してからが、「食事」の本番です。

そして、**人間に休息が必要であるのと同様、内臓にもまとまった休息が必要なのです。**

最強のクスリ

がん、糖尿病、心筋梗塞や脳梗塞。年齢を重ねるごとに「食べすぎ」のダメージは大きくなる

一日3食は、気づかぬうちに「食べすぎ」を招く

さて、一日３食の弊害としては、ほかに、「食べすぎを招きやすい」ことが挙げられます。

「決まった時間に食事をする」というのは、一見健康によさそうですが、「食べすぎに気づきにくい」という、大きなデメリットもあります。

体の状態は、その時々で異なります。

たとえば、「前の食事が高カロリーだったため、あまり体がエネルギーを必要としていない」というときもあるでしょう。

そのような場合、本当は空腹を感じるまで待ってから、次の食事をとればいいのですが、決まった時間に食べることが習慣化していると、「今、空腹かどうか」「体がエネルギーを必要としているか」といったこととは関係なく食事をとるため、結果的に「食べすぎ」になってしまうことが多いのです。

しかも、胃には伸縮性があり、食べた量に合わせて膨らんでいきます。

つまり、ふだんから慢性的に食べすぎている人の場合、「胃が膨らんでいる状態」が当たり前になっていて、「本来、体が必要としている量」以上の食べものも、どんどん受け入れてしまいます。

そのため、よほど無理に食べものを詰め込まない限り、食べすぎていることに気づきにくいのです。

食べすぎは、DNAや細胞をも傷つける

そして食べすぎは、体にさまざまな影響をもたらします。

まず、食べる量が多ければ、消化するのに時間とエネルギーが必要となり、どうしても胃腸や肝臓などに負担がかかります。

特に夜、食べすぎてしまうと、本来休まなければならない内臓が、寝ている間も働かなければならなくなり、睡眠の質も低下します。

また、**食べすぎは、体内の活性酸素を増やします。**

活性酸素には「ものを酸化させる（錆びさせる）力」があり、それによって体内

に侵入したウイルスや異物などを殺菌・排除しますが、一方で、活性酸素の攻撃は、身内（体内のＤＮＡや細胞）をも傷つけます。

活性酸素が増える原因には、ストレスや紫外線、ウイルスや細菌、毒物などの異物の体内への侵入、過剰な運動など、さまざまなものがありますが、食べすぎもその一つだといわれています。

そして、活性酸素が必要以上に増えると、細胞が酸化されたり傷つけられたりするため、細胞の老化が進行し、お肌のシワやシミの原因となったり、細胞に障害が生じ、がんなどさまざまな病気が引き起こされたりする可能性があります。

ご飯や肉の食べすぎが、あなたの命を危険にさらす

それだけではありません。

食べものから得た栄養分は、血液に乗って全身に運ばれますが、**食べすぎによって血液中の栄養分が過剰になると、血液や血管の状態も悪くなります。**

「食べすぎる人」のほとんどは、ご飯や麺類、パン、甘いものなど、「糖質」の多いものや、肉、油など、「脂質」の多いものをとりすぎています。

そして、詳しいことは後でお話ししますが、糖質や脂質を過剰に摂れば、血液中の中性脂肪や、「悪玉コレステロール」と呼ばれるＬＤＬ‐コレステロールが増え、それらは血管壁に付着します。

中性脂肪やＬＤＬ‐コレステロールが付着すれば、それだけ血管は狭くなります。

その結果、血液の流れが悪くなり、

・栄養が体のすみずみまでいきわたらなくなったり、老廃物がきちんと排出されなくなったりするため、疲労や冷え、肌荒れなどが起こりやすくなる。

・血管や心臓に大きな負担がかかって血圧が高くなり、動脈硬化が生じて脳梗塞《のうこうそく》、心筋梗塞《しんきんこうそく》、脳出血、心不全などのリスクも高くなる。

といったことが起こりやすくなるのです。

さらに、糖質の多いものを食べすぎると、血糖値が高くなります。
その状態が続くと、糖尿病になるリスクも高くなるのです。

脂肪細胞は無限に増大していくから怖ろしい

さらにもう一つ。
食べすぎの弊害として、忘れてはならないのが、「内臓脂肪」です。
食べものによって得られた糖質や脂質は、

・脳や筋肉、内臓などが働く際のエネルギー源
・細胞の材料

として体内で使われますが、使いきれずに余った分は、いずれエネルギーとして使用するため、まず筋肉や肝臓に蓄えられます。

ところが、筋肉や肝臓の貯蔵スペースには限りがあり、あまりたくさん蓄えることができません。

すると体は、筋肉や肝臓にも入りきらなかった余分なエネルギーを、おそるべき方法で蓄えようとします。

エネルギーを中性脂肪に変え、脂肪細胞に蓄えてしまうのです。

ずいぶん迷惑な方法ですが、仕方がありません。

脂肪細胞は柔軟性が高く、中性脂肪を取り込んで、もとの数倍の大きさにまで膨れ上がることができます。

これが「脂肪がつく」「脂肪が増える」といわれる状態ですが、このように、無限に容量を増やすことができるのは、人体の中では脂肪細胞だけなのです。

なお、後で詳しく解説しますが、肥大化《ひだいか》した脂肪細胞からは「ＴＮＦ‐α」や「ＩＬ‐６」などの「悪玉ホルモン」が分泌されるようになり、糖尿病や高血圧、慢性炎症状態を導いてがんになるリスクも高くなります。

ちなみに、脂肪には大きく分けて、皮下脂肪と内臓脂肪の２種類があります。皮下脂肪は、文字通り「皮膚の下にある脂肪」で、体表面全体を覆っており、内臓脂肪は、内臓周辺に蓄積しています。

全体的に脂肪がついたぽっちゃり体型の人は、皮下脂肪が多い人、やせているのに、お腹だけがぽっこりと出ている「メタボリック体型」の人は、内臓脂肪が多い人であるといえるでしょう。

また、皮下脂肪は、どちらかといえば女性につきやすく、内臓脂肪は男性につきやすい、ともいえます。

増えすぎた脂肪が、血液やリンパの流れを悪くする

私たちは、脂肪を「ダイエットの敵」「健康の敵」と見なし、悪者扱いしてしまいがちですが、実は脂肪には、

・エネルギーを貯蔵する。
・体温を維持する。
・内臓の位置を保つ。
・クッション代わりとなって、外部の刺激から体を守る。
・ホルモンや胆汁などの原料となる。

・各種ビタミンの吸収を助ける。

といった働きがあります。

つまり、人間にとってなくてはならないものではあるのですが、脂肪が必要以上に増えすぎると、体にはさまざまな影響が生じます。

まず、脂肪がつき体重が増えると、見た目が変化するだけでなく、足腰に負担がかかって痛めやすくなります。

首まわりの脂肪が増えれば、気道が圧迫され、睡眠時無呼吸症候群に陥る可能性が高くなり、眠りが浅くなるでしょう。

さらに、血液やリンパの流れも悪くなります。

通常、食べものから摂取した栄養は血管から吸収され、体にとって不要なものや老廃物は、血管やリンパ管を通って体外に排出されます。

ところが、肥大化した脂肪が血管やリンパ管を圧迫すると、血液やリンパの流れが悪くなり、心臓に負担がかかり、高血圧や心不全、むくみの原因となります。

その結果、心臓病のリスクが高くなる、全身の各器官の働きが悪くなるなど、体にさまざまな不調が現れるようになるのです。

実は皮下脂肪よりもタチが悪い、悪玉ホルモンを分泌しやすい内臓脂肪

また、あまり知られていないのですが、脂肪細胞にはさまざまなホルモンなど

を分泌し、体の機能を調整するといった働きもあります。

通常は、

・女性ホルモンの「エストロゲン」
・食欲を抑え、エネルギー消費を増大させる「レプチン」
・傷ついた血管を修復したり、糖や脂肪を燃やしたり、腫瘍《しゅよう》の増殖を抑えたりする「アディポネクチン」

など、体にいい作用を及ぼすホルモン（善玉ホルモン）を分泌しているのですが、脂肪が大きくなると、ホルモン分泌のメカニズムが狂って、善玉ホルモンの分泌が減り、代わりに、

・血糖値を上げ、糖尿病にかかるリスクを高める「ＴＮＦ‐α」

・慢性炎症を引き起こし、がんや糖尿病、リウマチ発症の原因ともなる「IL‐6」
・血栓（血管内にできる、血の塊）を溶けにくくする「PAI‐1」（パイワン）

など、体に悪い作用を及ぼす「悪玉ホルモン」の分泌が増えます。

つまり、食べすぎによって脂肪が過剰に増えると、悪玉ホルモンの作用により、

・血管の傷が修復されない。
・血栓が溶けない。
・腫瘍が増殖する。
・血糖値が高くなる。

といったことが起こりやすくなり、糖尿病、脳出血、脳梗塞や心筋梗塞、がんなどの病気を発症するリスクが高くなるのです。

なお、内臓脂肪は皮下脂肪に比べ、悪玉ホルモンを分泌しやすいことがわかっています。

ぽっちゃり体型の人よりも、メタボリック体型の人のほうが、生活習慣病になりやすいといわれているのは、そのためです。

年齢を重ねるごとに、食べすぎのダメージは大きくなる

このように、一日3食の食生活、そして食べすぎは、体に大小さまざまなダメージを与えます。

しかもそのダメージは、

・代謝が落ち、同じ量を食べていても「食べすぎ」になりやすくなる。
・細胞の老化が進み、体内の各器官や血管がもろくなる。

といった理由から、年齢を重ねるごとに、どんどん大きくなっていきます。

ではいったい、食事の回数や内容をどのようにすればいいのでしょう。
どうすれば、食べすぎによる害を防ぐことができるのでしょうか。

もしかしたら、みなさんの中には、

「カロリー計算をしなければ」
「食べていいものと食べてはいけないものを考えなければ」

と思ってしまう人もいるかもしれませんが、そのような面倒なことを考える必要はまったくありません。

もっとシンプルに、食べすぎによる害から体を守り、健康や若さを維持する方法があるのです。

最強のクスリ

アメリカの最新研究が証明。「空腹」こそが長寿と健康のカギだった

アメリカの研究で明らかになった、「空腹」の効果

食べすぎによる害から体を守り、健康や若さを維持する、シンプルな方法。

それは、

「ものを食べない時間（空腹の状態）を作ること」

です。


近年、アメリカの医学界では、空腹（断食）と健康に関する研究がさかんに進められ、数多くの論文が発表されています。

以前から、「カロリー摂取を控えることが、さまざまな病気を遠ざけ、長生きにつながる」ことはわかっていましたが、これらの論文には、断食をすることが体重や体脂肪の減少につながること、そして、

・糖尿病
・悪性腫瘍《あくせいしゅよう》（がん）
・心血管疾患《しんけっかんしっかん》（心筋梗塞や狭心症など）
・神経変性疾患《しんけいへんせいしっかん》（アルツハイマー型認知症やパーキンソン病など）

などの予防に効果的であることが述べられているのです。

「空腹」「断食」のハードルは、それほど高くはない

しかし、みなさんの中には、「空腹」「断食」という言葉を見て、「なんだかしんどそう」と思ったり、「私には断食なんてできない！」と拒否感を抱いたりする人がいらっしゃるかもしれませんね。

ですが私が提唱する食事法は、いわゆる「断食」とはだいぶ違います。なぜなら誰でも無理せず好きなものを食べながら、「空腹」がもたらす効果を享受《きょうじゅ》できるお得な方法だからです。「断食」という言葉からは、ついガリガリに痩せ細った修行僧のような人をイメージしがちですが、そのようなイメージはいったん捨ててください。

たとえば、みなさん、次のような経験はありませんか？

・仕事や家事、育児などがあまりにも忙しくて、とても食事する時間がなく、ほぼ丸一日、何も食べずに過ごした。
・何時間も食べるのを忘れてしまうぐらい、趣味などにのめりこんだ。
・休日、ほとんど布団の中で過ごし、気がつくと前日の夜以来、何も食べていなかった。

私からすれば、これらも立派な「断食」です。

「グゥグゥと鳴るお腹を必死でなだめながら、丸一日、もしくは何日も水だけで過ごす」といった、過酷なことをする必要はありません。

できるだけ無理なく空腹の時間を作り、

- **胃腸や肝臓などを休ませてあげること**
- **脂肪を燃焼させ、減らすこと**
- **血液の状態を改善させること**

が大事なのです。

睡眠時間8時間＋8時間＝半日断食で、効果を最大限に享受《きょうじゅ》できる！

では、具体的にはどのくらい、空腹の時間を作ればいいのか。

現在、世の中には「断食」に関する情報が、いろいろと出回っています。それぞれ、断食の時間や断食中に食べてもいいものなどが異なっており、「いったい、どれを信じたらいいのか」と思われる方もいるでしょう。

私はこれまで、一人の医師として、「断食」に関するさまざまな論文を読み、また血糖値のコントロールに苦しんでいる糖尿病の患者さんたちの治療にあたってきました。

さらに、自分自身でも「断食」を実践し、効果を注意深く観察し、どうすれば「空腹」の効果を最大限に享受できるかを考えてきました。

そして、たどりついたのが「16時間以上、空腹の時間を作ると、最大の効果が得られる」という結論でした。つまり、起きている時間の半分、半日の断食でできるのです。

「16時間は長い」と思われる方もいらっしゃるかもしれませんが、睡眠時間とうまく組み合わせることで、無理なく実行していただけるはずです。

たとえば、「一日8時間眠っている」という方であれば、あと8時間、「週末はいつも、10〜12時間くらい寝てしまう」という方であれば、あと4〜6時間食べずに過ごせば、ものを食べずに16時間すごすことができます。

いかがでしょう。この半日断食なら、なんとか実行できそうな気がしませんか？

もちろん、「いきなり16時間は難しい」「平日は難しい」という方は、まずはできる範囲で始めていただいてかまいませんし、週末だけチャレンジしてもかまいません。

「空腹」が人本来の生命力を引き出す。最新研究でわかった「オートファジー」という奇跡

さて、私が「16時間」にこだわるのには、理由があります。

まず、最後にものを食べて10時間ほどたつと、肝臓に蓄えられた糖がなくなって脂肪が分解され、エネルギーとして使われるようになります。

そして、16時間たつと、今度は体の中で「オートファジー」が機能し始めるのです。

ここで、「オートファジー」というあまりなじみのない、でも非常に重要な言葉について、簡単にお話ししましょう。

私たちの体は、約60兆もの細胞でできており、細胞は主に、タンパク質で作られています。

日々の生活の中で、古くなったり壊れたりしたタンパク質の多くは体外に排出されますが、排出しきれなかったものは細胞内にたまっていき、細胞を衰えさせ、さまざまな体の不調や病気の原因となります。

一方で、私たちはふだん、食べたものから栄養を摂取し、必要なタンパク質を作っています。

ところが、なんらかの原因で栄養が入ってこなくなると、体は生存するために、なんとか「体内にあるもの」でタンパク質を作ろうとします。**そこで、古くなったり壊れたりした、細胞内のタンパク質を集め、分解し、それらをもとに、新しいタンパク質を作るのです。**

なお、各細胞の中には、「ミトコンドリア」という小器官が、数多く（1個の細胞に数百から数千個）存在しています。

ミトコンドリアは酸素呼吸を行っており、食べものから取り出した栄養と、呼吸によって得た酸素を使って、「ＡＴＰ」（アデノシン三リン酸）という、細胞の活動に必要なエネルギーを作り出します。

新しく元気なミトコンドリアが細胞内にたくさんあればあるほど、たくさんのエネルギーを得られ、人は若々しく、健康でいられるのですが、オートファジーによって、このミトコンドリアも新たに生まれ変わります。

つまり、**オートファジーとは、古くなった細胞を、内側から新しく生まれ変わらせる**仕組みであるといえます。

細胞が生まれ変われば、体にとって不要なものや老廃物が一掃され、細胞や組織、器官の機能が活性化し、病気になりにくく若々しい体になるのです。

さらにオートファジーには細胞内に侵入した病原菌を分解・浄化する機能もあり、健康であるために欠かすことのできない仕組みなのです。

空腹が、細胞の生まれ変わりのスイッチになる

ただ、オートファジーには、ある特徴があります。

食べものによって得られた栄養が十分にある状態では、オートファジーはあまり働かないのです。

なぜならオートファジーは、体や細胞が強いストレスを受けた際にも生き残れるよう、体内に組み込まれたシステムであり、細胞が飢餓《きが》状態になったときや低酸素状態になったときにこそ、働きが活発化するからです。

具体的には、最後にものを食べてから16時間ほど経過しなければ、オートファジーは活発化しません。

つまり、空腹の時間を作らない限り、オートファジーによって細胞を生まれ変わらせることはできないのです。

逆に、たとえ週に一度でも、睡眠時間に加えて何時間か「ものを食べない時間」を作れば、「内臓を休める」「脂肪を減らす」「血液の状態を改善する」といった効果に加え、オートファジーによる細胞の生まれ変わり効果を享受することができるのです。

なお、2016年には、東京工業大学の大隅良典《おおすみよしのり》栄誉教授が、オートファジーの研究でノーベル生理学・医学賞を受賞しています。

オートファジーは今、世界中の注目を集めているといえるでしょう。

「空腹」は、一日3食の習慣や食べすぎが体に与えたダメージをリセットし、体を内側から蘇らせてくれます。

まさに、空腹こそが最強のクスリなのです。

第2章では、空腹を無理なく作るための、具体的な方法をご紹介していきます。

第2章

無理なく「空腹」を作り、体を蘇らせる食事法

最強のクスリ

睡眠8時間＋8時間＝半日の空腹で、体に奇跡が起きる

ルールは一つ。「睡眠8時間＋8時間の空腹」を実行するだけ

内臓を休め、脂肪を燃やし、血行が改善され、オートファジーにより、細胞が蘇る。

それによって、体がリセットされ、心身ともに若々しく、健康になる。

第2章では、そんな究極の食事法のやり方を、みなさんにお伝えします。

この食事法には、「一日に○品目摂らなければならない」「○や△は食べてはいけない」といった細かく面倒なルールはありません。

メインルールはただ一つ。

睡眠時間にプラスして一日数時間、
つまり起きている時間の半分だけ、
何も食べない時間（空腹の時間）を作る。

それだけです。水分の摂取はしていただいて構いません。

睡眠時間と、起きていて、「ものを食べない時間」の合計が、連続10時間以上になると、脂肪の分解が始まり、16時間以上になると、オートファジーが働き出します。

たとえば、8時間睡眠をとる方なら、それにプラスして8時間、ものを食べないようにすれば、連続16時間となります。

睡眠時間の前後に均等に振り分ければ、寝る前4時間、起きた後4時間、ものを食べずに過ごせば、目標達成です。

できれば毎日、空腹の時間を作るのが理想的ですが、仕事や家庭の都合で、難しいこともあるでしょう。

その場合は、週1回、週末だけでもかまいません。

それでも十分に、体のリセット効果を味わえるはずです。

食事の際は、何をどれだけ食べるのも自由！

最初のうちは「いきなり4時間、ものを食べずに過ごすのはつらい」「起きた後、どうしてもお腹が空いてしまう」という人もいるでしょう。

その場合は、2時間でも3時間でも、できる範囲で始めてみてください。

いずれ、体が空腹に慣れてくるはずです。

また、「空腹の時間中に、どうしてもお腹が空いてしまった」「空腹で集中力が落ち、仕事に支障をきたしてしまう」という人もいるかもしれません。

その場合は、

空腹の時間中でも、ナッツ類などであれば、いくら食べていただいてもかまいません。

空腹の時間中に食べてもいい食品については、あとで詳しくお話しします。

さらに、この8時間食事術では、

空腹の時間以外は、基本的に、何を食べていただいてもかまいません。

やはり最初のうちは、空腹の時間が終わったとたん、ご飯や麺類、パンなど、糖質の多いものや甘いもの、牛肉などを食べたくなる人もいるでしょう。

しかし、体が慣れ、「空腹力」が鍛えられれば、少しずつそのような「ドカ食い」をすることはなくなっていくはずです。

以上が、この半日断食の「食べ方のルール」です。

いかがでしょう。これだけで体がリセットされ、健康と若さを手に入れることができるなら、やってみたいと思いませんか？

＼最強のクスリ／

空腹のとき、体ではどんな奇跡が起こっているのか

内臓の働きを復活させ、活性酸素の害から体を守る
――「空腹」の奇跡①

ではここで、この食事法によってどのような効果が得られるのか、体に何が起こるのかを、みなさんにお話ししましょう。

まとまった空腹の時間を作ると、まず、内臓の働きがよくなります。

第1章でお話ししたように、一日3食とったり、食べすぎたりすると、前に食べたものを消化している間に次の食べものが体内に入ってくるため、内臓は休むことなく働き続け、疲弊してしまいます。

すると、胃や腸、肝臓などの働きが鈍《にぶ》くなり、「栄養をしっかり吸収できない」

「老廃物がきちんと排出されない」といったことが起こりやすくなります。
また、腸内環境が悪化すると、免疫力も低下するため、体調不良に陥ったり、病気にかかりやすくなったりします。

しかし、週に1日でも、まとまった空腹の時間を作れば、内臓は十分に休むことができます。
その結果、内臓の疲れがリセットされて、しっかり働いてくれるようになり、下痢や便秘、アレルギーや体調不良なども改善されるはずです。

さらに、空腹によって一時的に栄養が足りなくなると、活性酸素を除去する抗酸化酵素が増え、
活性酸素の量が減る
ともいわれています。

つまり、活性酸素がもたらす細胞の老化や病気を、予防することができるのです。

脂肪の分解、血流の改善で、生活習慣病をまとめて遠ざける ――「空腹」の奇跡②

それだけではありません。

最後にものを食べてから10時間ほど過ぎたあたりから、体内では、**脂肪の分解が始まります。**

私たちが食事で摂った糖質は腸管で消化・吸収され、血液に乗って肝臓へ、さらに全身へ運ばれます。

糖質は、脳や筋肉、内臓などが働く際のエネルギー源として使われますが、余った糖質の一部はグリコーゲンとして筋肉や肝臓に蓄えられ、おさまりきらなかった分は脂肪となって、脂肪細胞に蓄えられます。

長時間ものを食べずにいると、外部から糖質を補給することができなくなるため、体はまず、肝臓に蓄えられたグリコーゲンを利用して、エネルギーを作ります。

ところが、最後にものを食べてから10時間ほど経つと、肝臓に蓄えられたグリコーゲンもなくなり、体は次に、脂肪を分解して、エネルギー源に変えようとします。

つまり、**空腹の時間が長くなればなるほど、体内の余計な脂肪が分解され、減っていくのです。**

特に内臓脂肪は、皮下脂肪に比べて落ちやすいという特徴があります。

また、**脂肪が分解されれば、血液中の脂質が減り、圧迫されていた血管が解放されますし、トータルで12〜24時間、ものを食べない時間を作ると、血液中の糖質も20％程度低下するともいわれています。**

そのため、血液や血管の状態が改善されて血流がよくなり、高血圧や血行不良にともなう体調不良も軽減されるはずです。

内臓脂肪や血管障害は、がんや糖尿病、動脈硬化、心疾患や脳血管疾患といった生活習慣病の大きな原因の一つですが、空腹の時間を作ることで、それらにかかるリスクを、かなり減らすことができるのです。

オートファジーで、若々しく健康な体を手に入れる
――「空腹」の奇跡③

しかし、空腹が体にもたらす最大のメリットは、なんといっても「オートファジー」にあります。

すでにお話ししたように、オートファジーとは、細胞内の古くなったタンパク質が除去され、新しいものに作り替えられるという仕組みです。

つまり、細胞が内側から生まれ変わるわけです。

そのため、**オートファジーには、がんや糖尿病をはじめとする生活習慣病、アルツハイマー型認知症、感染症などの予防効果や、肌や筋肉などの老化防止の効果があると考えられています。**

また、古くなったミトコンドリアは、エネルギーの生成量が少ないうえ、大量の活性酸素を発生させますが、オートファジーによって新しく生まれ変わることで、より多くのエネルギーを作り出せるようになり、活性酸素の量は低下します。

健康と若さを維持するうえで、オートファジーがもたらしてくれる恩恵は計り知れないのです。

なお、空腹の時間を作ると、「ケトン体」という代謝産物が増加するといわれています。

ケトン体とは、体内の中性脂肪や筋肉が分解されて生み出されるエネルギー源です。ケトン体には活性酸素や炎症から神経細胞を保護してくれる作用がありま す。

ケトン体も、空腹によって得られるメリットの一つだといえるでしょう。

最強のクスリ

睡眠時間をうまく使って、無理なく空腹の時間を作る

睡眠時間を含めて空腹の時間を設定する

ここからは、「空腹の時間」をどう作ったらいいのかを、具体的にお話ししていきます。

まず、時間帯についてですが、できるだけ、**睡眠時間の前後に空腹の時間を組み込む**ようにしましょう。

それにより、無理なく、まとまった空腹の時間を作ることができます。

なお、総務省が２０１６年に行った調査によると、日本人（10歳以上）の平均睡眠時間は、７時間42分だったそうです。

個人差はありますが、おそらくみなさんも、一日に6〜8時間程度の睡眠をとっているのではないでしょうか。

寝ながらものを食べる人はいませんし、睡眠中は空腹を感じることもありません。

一方で、眠っている間も、脳や体内の各細胞・組織は働いており、エネルギーの消費や新陳代謝が行われています。

つまり、**睡眠時間をうまく利用すれば、「お腹が空いた」「何か食べたい」といった思いを抱かずに、体を飢餓状態にできるのです。**

16時間の空腹の時間のうち、6〜8時間を睡眠にあてれば、「起きていて、ものを食べない時間」は8〜10時間程度になります。

できるだけサーカディアンリズムに合わせた時間設定を

また、夜間にものを食べないのは、サーカディアンリズムにも合っています。

サーカディアンリズムとは、いわゆる「体内時計」のことであり、生物が生まれながらにもっている生活リズムのことです。

体内時計は、私たちの体のほとんどの細胞に存在し、「時計遺伝子」とよばれる遺伝子によってコントロールされているといわれています。

私たちは、基本的には「昼間に活動し、夜間に休む」という、地球の自転周期に合ったリズムに沿って生活しています。

昼間は交感神経が優位になって体温が上がり、脳や体を緊張・興奮させるアドレナリンや抗ストレスホルモンのコルチゾールなどが分泌されて、体は「活動モード」になりますが、夜になると、副交感神経が優位になって体温が下がり、睡眠を促すメラトニンや、成長ホルモンなどが分泌され、体は「休息モード」になります。

ですから、活動しエネルギー消費量が多い昼間に食事をとり、休息に入る夜間は食べるのを控えるというのが、本来の生体リズムには合っているのです。

ただ、あまりにもお腹が空いた状態では、空腹感が気になって眠りにつくのが難しいでしょうし、逆に食べてすぐに眠ると、消化不良が起こったり、眠りが浅くなったり、胃酸が逆流して逆流性食道炎が起こりやすくなったりします。

ですから、たとえば、

「夕食をとってから2～4時間後に眠りにつき、6～8時間程度睡眠をとり、起きてから5時間以上経ってから、食事をとる」

といった具合に、ものを食べる時間を睡眠時間の前後にうまく分散させるといいでしょう。

１１８ページ以降に、より具体的なモデルケースをご紹介していますので、ぜひ参考にしてみてください。

最強のクスリ

食べたくなったら我慢せず、ナッツ類などで空腹を満たす

ナッツ類の力を借りて、「空腹力」を鍛える

みなさんの中には、「起きてから４～５時間も経ったら、さすがにお腹が空いてしんどくなるのではないか」「仕事に集中できなくなるのではないか」という人もいるかもしれません。

特に最初のうちは、長年の習慣から、少しでもお腹が空くと、つい何かを食べたくなってしまうこともあるでしょう。

そのようなとき、いったいどうすればいいのか。

ただひたすら我慢するというのも難しいでしょうから、私は、

ナッツ類（できれば味つけなし、素焼きのもの）を食べる

ことをおすすめします。

ナッツ類は、古代人が主食にしていたもので、特に味つけされていない素焼きのナッツであれば、低糖質で塩分も少ない半面、良質な脂肪が含まれています。血糖値の急激な上昇を抑えつつ、少量で満腹感を得やすいという特徴があるのです。

加えて、近年、ナッツ類は、「現代人に不足しがちなビタミンやミネラル、食物繊維などの栄養素がバランスよく含まれている」「健康や美容によい」と注目されています。

たとえば、アーモンドには、食物繊維や鉄分、抗酸化作用があるビタミンEなどがたくさん含まれています。

また、ピスタチオやクルミ、カシューナッツ、マカダミアナッツ、ヘーゼルナッツにも、食物繊維やビタミンEなどのほか、体の慢性的な炎症を抑えてくれ、生活習慣病の予防にも効果的な不飽和脂肪酸《ふほうわしぼうさん》、脂肪の燃焼を促すビタミンB_2、亜鉛やカリウム、マグネシウムといったミネラルなどが含まれています。

なお驚くべきことに、ナッツに多く含まれている不飽和脂肪酸が、オートファジーを活性化させることも、まだ研究段階ですがわかってきました。

少量で空腹感を和らげることができ、腹持ちがよく、体に必要かつ健康や美容に有効な栄養素を摂ることができるナッツ類は、まさに、この食事法の、頼りになるパートナーであるといえるでしょう。

さまざまなナッツが詰まったミックスナッツなら、いろいろな味を楽しみつつ、より多くの栄養素を摂ることができます。

なお、よく「高カロリー高脂肪のナッツ類は、食べすぎに注意」といわれますが、この食事法では、あまり気にしなくてかまいません。

あくまでも「空腹力」が身につくまでの間、一時的に食べるものであり、長期的に食べすぎることにはならないからです。

「長時間ものを食べない」ことに慣れるまでは、どうしてもお腹が空いていることが気になったり、仕事に集中できなくなったりするかもしれません。

そのようなときは、ナッツ類を心行くまで食べることで、空腹感は簡単に解消されます。

そして、ナッツ類の力を借りて空腹力を鍛えていくと、やがて、空腹の時間中に、我慢できないほどの空腹を感じることがなくなるはずです。

ナッツ類が苦手な人は、サラダやチーズ、甘い飲みものなどを

ナッツ類が苦手だという人、ナッツ類に対しアレルギーがある人であれば、空腹の時間中に、

・生野菜サラダ
・チーズ
・ヨーグルト

などでお腹を満たしていただいてかまいません。
ご飯や麺類、パン、肉といった「食べものの塊《かたまり》」でなければ、大丈夫です。

また、空腹力が身につくまでの短い期間であれば、缶コーヒーや、コーラをはじめとする甘い炭酸飲料などを飲んでもかまいませんが、できれば人工甘味料を使用した、ゼロカロリーのものをおすすめします。

ゼロカロリーの飲みものであれば、血糖値が上がらないからです。

ただし、長期間にわたる人工甘味料の摂取は腸内環境を悪化させたり、インスリンの働きを妨げたり、慢性炎症を引き起こして、肥満を助長したりします。長期間の摂取は控えたほうがいいでしょう。

ところで、この食事法を始めて間もないうちは、「食べてもいい時間」に、ついつい反動でドカ食いをしてしまう人もいるでしょう。

しかし、「長時間ものを食べない」生活に慣れる（空腹力が身につく）にしたがって、合間にナッツ類を食べたり、それ以外の時間にドカ食いしたりしなくても大丈夫な体になっていきます。
それまでは、とにかく「できるかぎり、空腹の時間を作る」ことだけを目標としてください。

大事なのは、
無理せず、長く続けること
なのです。

最強のクスリ

「空腹の時間」をいつにするか？
生活スタイル別の実行スケジュール

実行しやすい時間帯は、人によって異なる

ひと口に「空腹の時間を16時間以上作る」といっても、それぞれの生活リズムなどによって、実行しやすいタイムスケジュールは異なります。

すでにお話ししたように、睡眠時間を組み込むのが、もっとも無理なくできる方法であり、サーカディアンリズムにも合っているため、より理想的です。

しかし、なかには「朝食と夕食をしっかり食べれば、昼食を抜いてもいい」という人もいるでしょう。

そこで、ここでは、「夜間に空腹の時間を作る場合」「昼間に空腹の時間を作る場合」の2パターンのモデルケースをご紹介します。

どちらがより自分に合うか、無理なく実行できるかを考え、ご自身の生活リズムなどに合わせて応用してみてください。

【パターン1　夜間に空腹の時間を作る場合】

タイムスケジュール

6時ごろ　起床
（この間、もし空腹を覚えたら、ナッツ類をつまむ）
10時ごろ　朝食
（この間、お好きなものを食べていただいてかまいません）
18時ごろ　夕食
22時ごろ　就寝

ものを食べない時間帯　18時〜翌10時

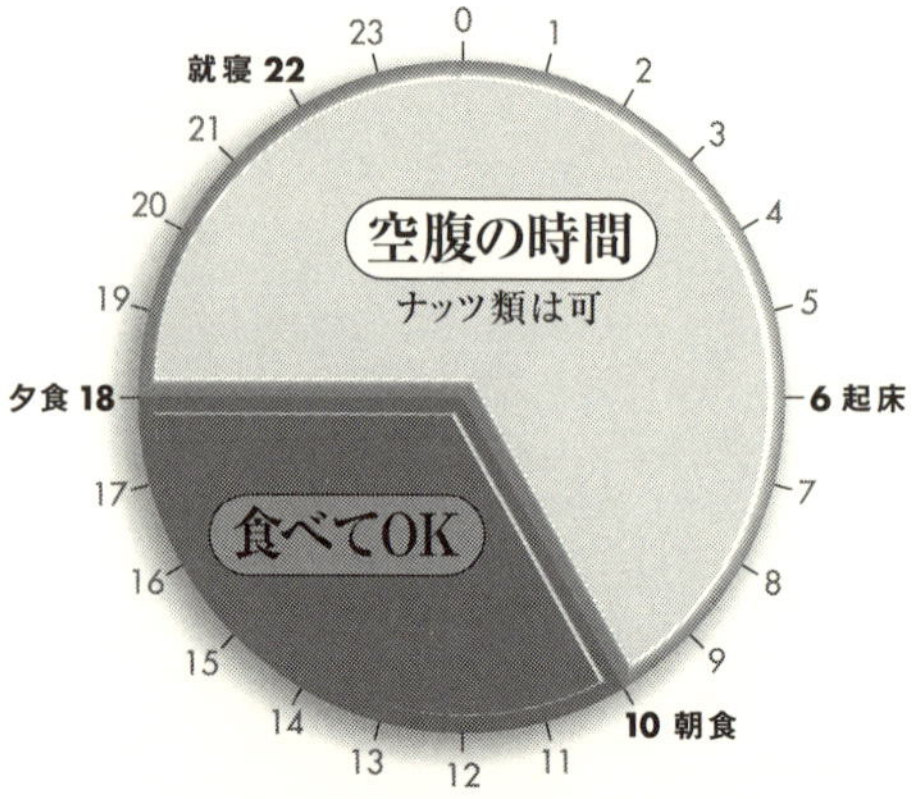

［パターン1］夕食を早めに食べられる人にオススメ

このパターンが向いている人

・65歳以上の方や主婦の方
・空腹を感じる時間をできるだけ短くしたい人
・夕食を比較的早めに食べられる人

このパターンのメリットや注意点

・サーカディアンリズムに即しており、体への負担が少ない。
そのため、アンチエイジングや病気への予防効果がより高まる。
・空腹の時間に睡眠時間を組み込むことができるため、無理なく実行できる。

【パターン2　昼間に空腹の時間を作る場合】

タイムスケジュール

6時ごろ　起床・朝食

（この間、もし空腹を覚えたら、ナッツ類をつまむ）

22時ごろ　夕食

0時ごろ　就寝

ものを食べない時間帯　6時〜22時

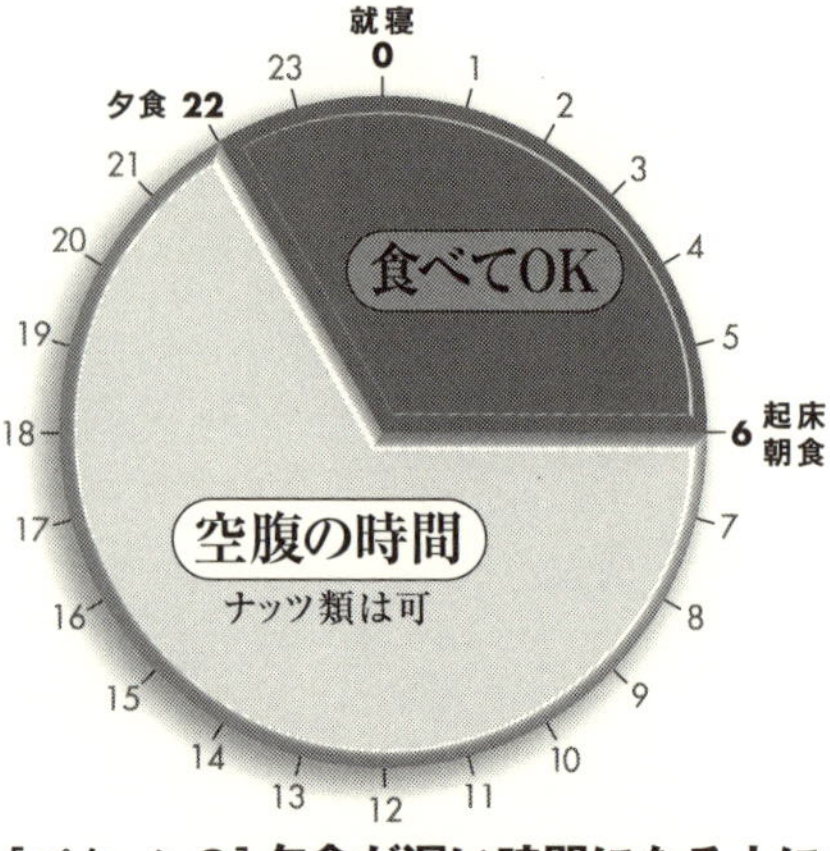

［パターン2］夕食が遅い時間になる人にオススメ

このパターンが向いている人

・朝、ご飯を食べないと、午前中の仕事に支

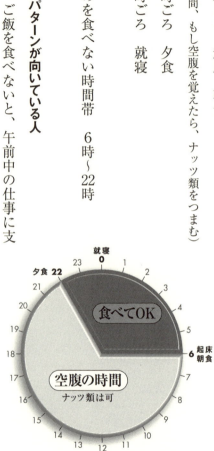

障が出るという人
・残業が多く、夕食を食べるのが遅くなりがちな人
・仕事などに集中している間は、あまりお腹が空かないという人
など

このパターンのメリットや注意点

・昼食を食べないことにより、眠気を感じることがなくなり、仕事の効率が上がる。

また、昼食の時間を仕事に回すことができ、昼食代も節約できる。

・朝は食べても食べなくてもいいが、ご飯や麺類、パンなどを食べると、昼間の空腹感が強くなる。朝食をとる場合は、できればサラダや卵料理、肉、魚など、タンパク質中心の食事にする。

たとえば、定年を迎えた方など、午前中、比較的ゆっくり過ごせるという人であれば、パターン1をベースに、

朝、9時に起床

17時くらいまでは好きなタイミングで、好きなものを食べる

17時から翌朝9時までの16時間は、ものを食べない（どうしても空腹を感じたときには、ナッツ類を食べる）

といったタイムスケジュールを組むのもいいでしょう。

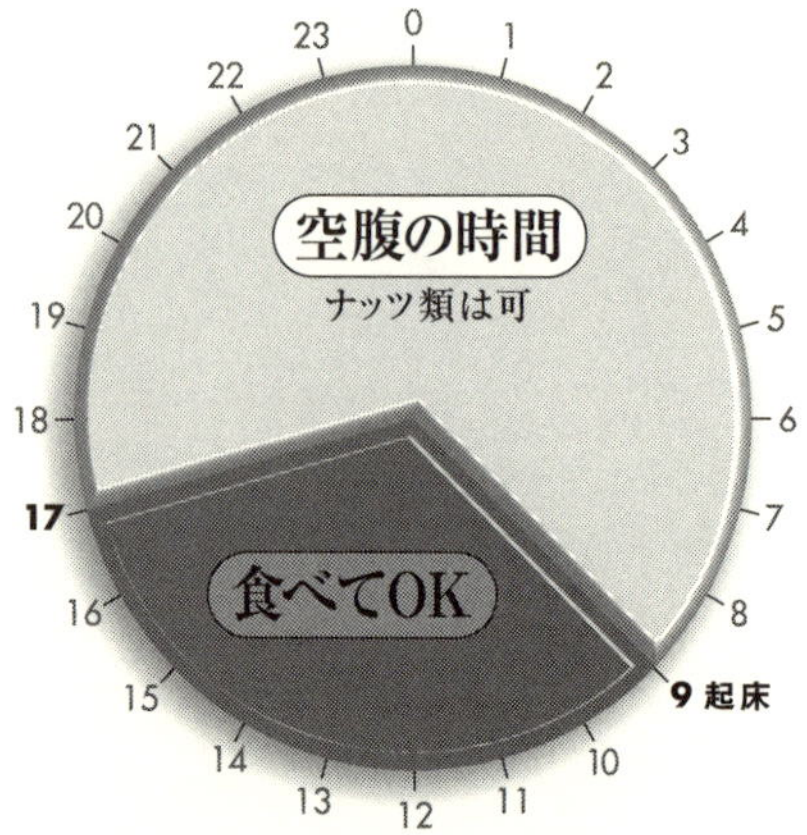

定年を迎えた方にオススメのパターン

また、仕事のつきあいなどで、「パターン2を実行しているのに、ランチミーティングが入り、昼食をとらなければならなくなってしまった」「パターン1を実行しているのに、遅い時間に会食が入ってしまった」ということもあるでしょう。

そのような場合は、「ふだんはパターン2だけど、しばらくランチミーティングが続くから、パターン1でいこう」「ふだんはパターン1だけど、忘年会シーズンだけはパターン2でいこう」といった具合に、フレキシブルに対応しましょう。

1~2時間程度は誤差の範囲ですし、「どうしても、平日に16時間、空腹の時間を作るのが難しい」という人は、次ページからご紹介するように、土日だけ実行するのもありです。

「毎日、きっちり16時間、空腹の時間を作らなければ」と必死になりすぎてはいけません。できるだけ無理をせず、長く続けることが大事なのです。

最強のクスリ

土日は最高の「体のリセットタイミング」

毎日、空腹の時間を作るのが難しければ、週に1日だけでも実行を

ここまで「一日に16時間、空腹の時間を作る」食事法のやり方についてお伝えしてきましたが、もう一つ、みなさんにお話ししておきたいことがあります。

それは、

土日こそが、

最高の「体のリセットタイミング」である

ということです。

特に「土日は昼近くまでゆっくり寝ていることが多い」という人には、この「土日リセット」はおすすめです。

みなさんの中には「仕事のつきあいが多く、平日に長時間、ものを食べない時間を作るのが難しい」という人もいるでしょう。

この食事法を始めたばかりの人であれば、もしかしたら「仕事中、どうしても空腹が気になってしまう」ということもあるかもしれません。

そのような人は、**まずは土日だけ、「ものを食べない16時間」を作ってみてください。**

たとえば前日、20時ごろに夕食をとり、0時ごろに就寝して、翌日正午くらいまで眠ったとします。

それだけで、すでに空腹の時間が16時間に達します。

平日に空腹の時間を作るより、土日に空腹の時間を作るほうが、ずっと楽なのではないでしょうか。

ただ、もしかしたらみなさんの中には、「週に1回だけで本当にいいの？」と思われる人もいるかもしれませんね。

もちろん、毎日空腹の時間を作ることができれば、より早く、より大きな効果が期待できますが、週に1回でも、まとまった空腹の時間を作れば、それだけ脂肪が分解され、オートファジーも働きます。

「一週間にたまった、食べすぎなどによって体が受けたダメージ」を、週末の間にリセットする。

まずはそのくらいの気持ちで、気軽に土日リセットに取り組んでみましょう。

「毎日空腹の時間を作ろう」と無理をするよりも、できる範囲で長く続けることのほうが大事なのです。

平日に実行できている人は、「ものを食べない24時間」にチャレンジを

また、もう少し頑張れそうであれば、昼食や夕食を1回だけ我慢して、ぜひ「24時間の空腹」にチャレンジしてみてください。

週に1回、「まる一日、ものを食べない」状態を作ることで、この食事法の効果はさらに高まるはずです。

空腹の時間が長ければ長いほど、脂肪の分解が進み、オートファジーもより活性化するからです。

「はじめに」でもお話ししたように、私自身、平日は空腹の時間を13〜14時間程度とし、休日に「ものを食べない24時間」を行っています。

あくまでも「一食抜くだけ」「気がつけば、24時間何も口にしていなかった」という感覚であり、「しんどい」「辛い」と思ったことはありません。

ただ、「意外と楽だから」といって、決して24時間を超える「空腹の時間」は作らないでください。

24時間以上ものを食べないことは、体への負担が大きく、個人の判断で行うのは危険だからです。

もしどうしてもチャレンジしたい場合は、必ず、医師の指示の下で行うようにしましょう。

最強のクスリ

減少した筋肉は、簡単な筋トレで補うこと

究極の食事法のデメリットは、筋力が落ちてしまうこと

さて、この食事法のやり方について、最後に一つ、みなさんにお伝えしておかなければならないことがあります。

それは、この食事法を実行する際には、

必ず、簡単な筋トレを、並行して行ってください。

ということです。

空腹の時間を作ると、一日の総摂取カロリーが減り、体重も減少します。

その際、もちろん内臓脂肪が分解されるのですが、同時に、人体にとって必要な筋肉も落ちてしまいます。

というのも、外部（食べもの）からエネルギーが入ってこなくなると、体は、脂肪だけでなく、筋肉をも燃やして、エネルギーに変えようとするからです。

筋肉量が減少すると、基礎代謝量が減るため、かえって太りやすい体質になってしまいます。特に高齢者の方は、体を支えるのも難しくなってしまう可能性があり、非常に危険です。せっかく健康のために空腹の時間を作っても、それでは逆効果になってしまうのです。

特別な筋トレではなく、生活の中でできるトレーニングを

もっとも、「筋トレ」といっても、特別なことをする必要はありません。

「階段を上り下りする」「腕立て伏せや腹筋、スクワットを、できる回数だけやる」といった程度のことで十分です。

実際、私も、日々この食事法と並行してトレーニングを行っていますが、その内容は「朝、腕立て伏せと腹筋をやり、しんどくなったらやめる」というものです。

過度の運動は、活性酸素を発生させる原因にもなります。

とにかく**「無理のない範囲でやる」ことを心がけましょう。**

なお、体重60キロの人が20分程度、ゆっくりと階段の上り下りをすると、約１００キロカロリー消費するといわれています。これは、体重60キロの人が12分程度、ジョギングを行った場合の消費カロリーに匹敵します。

階段の上り下りも、日常生活の中でできる立派な有酸素運動なのです。

中性脂肪が大幅に減少し、脂肪肝が改善！

（50代・男性・会社員）

私が青木先生のクリニックを訪れたのは、会社の健康診断で脂肪肝であることが判明し、改善の必要に迫られたためでした。

ちなみに、中性脂肪は338mg／dl、GOT、GPTはそれぞれ37IU／l、62IU／l、悪玉コレステロールは135mg／dlと、いずれも基準値を大きく超えており、睡眠時無呼吸症候群も患っていました。

青木先生から空腹の時間を作ることをすすめられ、平日は朝7時半から夜10時までの14〜15時間、週末一日だけ、夜10時から昼2時までの16時間（続けられそうなときは、昼食も抜いて、20〜24時間）、ものを食べない生活がスタート。

私の場合、酒が好きなので、夜はアルコールやつまみが欠かせませんが、昼にものを食べないのは、さほど苦痛ではありませんでした。

ときどき、昼の3時くらいにお腹が空くことがありますが、職場には食べるものがないため、我慢しているうちに、空腹感が消えてしまいます。

1年後には、てきめんに効果が現れました。GOT、GPTはそれぞれ24IU／l、31IU／lと基準値前後にまで下がって脂肪肝が改善され、悪玉コレステロールも101mg／dlに。何より、体重が7キロ減り、中性脂肪も207mg／dlと激減したのです。

また、今までは、食後に猛烈な眠気やだるさに襲われることがしばしばありましたが、それもなくなり、頭がすっきりして、仕事への集中力も上がった気がします。

今後も可能な範囲で、空腹の時間を増やしていこうと思っています。

3か月で血圧が基準値以下になり、頑固な便秘も解消！

（60代・女性・主婦）

青木先生のクリニックには、開設当初からお世話になっていて、健康に関する相談にも乗っていただいています。

私の昔からの悩みは、太っていること。

身長は155センチなのに、体重が78キロあり、収縮期血圧も135㎜Hgと、基準値（130㎜Hg）を超えていました。

「どうにかして肥満を解消しなければ」とはずっと思っていたのですが、あるとき先生から「ものを食べない時間を作ることで、4か月でウエストが8センチ減った」というお話を聞き、自分でも挑戦してみることに。

まずは、平日夜9時から朝9時までの12時間と、土曜日夜9時から日曜日夜9時までの24時間を「ものを食べない時間」と決めました。

体験談2

もともと食べることが好きな私にとっては辛いのではないかと思っていたのですが、平日12時間は楽に実行でき、週末の24時間も、ナッツやサラダなどを合間に食べつつ、乗り切っています。

その結果、３か月後には、体重が４キロ減り、74キロになりました。

しかも収縮期血圧が、基準値以下の１２１㎜Hgに下がり、悪玉コレステロールも減少したのです。

おまけに、やはり長年悩みの種だった頑固な便秘が解消され、夫や子どもたちから「前より元気そうになった」「若くなった」と言われます。

これからもこの食事法を続け、もっとスマートで健康な体をめざすつもりです。

第3章

「糖」がもたらす毒を、「空腹」というクスリで取り除く

最強のクスリ

白米やパン、加工食品が現代日本人の体にダメージを与えている

ふつうに食べても日本人は糖質過多

第1章では、一日3食や食べすぎがもたらす弊害について、第2章ではそれらをリセットし、健康で若々しい体を手に入れるための具体的な食べ方について、みなさんにお伝えしてきました。

第3章では、少し話題の方向性を変え、「糖質」についてお話ししたいと思います。空腹の時間を増やす食べ方は、「糖質の摂りすぎ」（糖質過多）によって起こる、さまざまな病気や体の不調の改善に、非常に効果的だからです。

私は医師として、長年、数多くの糖尿病の患者さんと向き合ってきました。

その中で痛感しているのが、現代の日本人の多くが「糖質過多」になっており、それが体にさまざまなダメージを与えているということです。
たとえばみなさんには、次のような経験はありませんか？

「丼ものや麺類、パンなどで食事を済ませることが多いが、その後すぐに眠くなったり、イライラしたりしてしまう」
「食事をしたばかりなのに、またすぐにお腹が空いてしまう」
「常にだるく、やる気が出ない」

それらはもしかしたら、糖質過多の影響かもしれません。

茶碗一杯のご飯に含まれる糖質はスティックシュガー17本分

糖質は炭水化物の一部で、ご飯（米）や麺類、パン、甘いものなどに多く含まれています。

みなさんは、茶碗一杯の白米（約１５０ｇ）に、どれほどの糖質が含まれているか、ご存じですか？

答えは、約50ｇ。

これは、３ｇのスティックシュガー約17本分に相当します。

丼ものやカレーライスだと、摂取する糖質の量は、その1・5～2倍になります。

また、一杯のかけうどん（約２５０ｇ）に含まれる糖質は、約60ｇ。

やはりスティックシュガーに換算すると、約20本分に相当します。

私たちは日々、意外なほどたくさんの糖質を摂っているのです。

おそらくみなさんの中には、「一人で簡単に食事を済ませたいときや、忙しくてゆっくり食事をする時間がないとき、ついおにぎりや麺類、丼もの、カレーライスなどを選んでしまう」という人がいらっしゃるのではないかと思います。

いずれも、手っ取り早くお腹を満たすことができ、便利なのはたしかですが、一方で、糖質過多を招きやすいのです。

糖質には中毒性や依存性がある

しかも今は、**ほぼすべての食べものに糖質が入っている**といっても、過言ではありません。

スーパーなどで売られている総菜や加工食品の成分表示を見れば、たいていブドウ糖や水あめなどが含まれているはずです。

そして、それには理由があります。

人の脳内には、さまざまな物質が分泌されていますが、その中に「ドーパミン」や「β‐エンドルフィン」があります。

ドーパミンは「脳内報酬系」、β‐エンドルフィンは「脳内麻薬」とよばれており、欲求が満たされた（あるいは満たされることがわかった）ときなどに分泌され、人に快感を覚えさせるのですが、その快感が強すぎるために、依存性や中毒性も高いといわれています。

そして糖質は、ドーパミンとβ‐エンドルフィンを増やすことがわかっています。

甘いものを食べたときなどに多幸感を覚えるのはそのためであり、人は、一度糖質を摂ると、どんどん糖質が欲しくなってしまいます。

だからこそ、糖質を含んだものは売れやすく、世の中に糖質を含む食べものが増え、私たちもついそれらを選んで食べてしまうわけです。

糖質の摂りすぎが心身のバランスを崩す元凶

すでにお話ししたように、食後、血液中のブドウ糖が増えると、血糖値を下げるため、すい臓からインスリンが分泌されます。

タンパク質や脂肪も、体内で分解されるとブドウ糖を生み出しますが、糖質から生まれるブドウ糖の量はけた違いに多く、血糖値を大きく上昇させるため、すい臓はより多くのインスリンを分泌しなければなりません。

しかも現代日本人の多くは、日々、精製された白米や小麦粉や砂糖などを口にしています。

これらの食品から得られる栄養分は、体内での吸収が早いため、血糖値も短時間のうちに急上昇します。

すると、体はあわてて大量のインスリンを分泌し、今度は血糖値が急激に低下します。

ものを食べた後、すぐに眠くなる人は要注意です。

もしかしたらあなたは、普段から糖質を摂りすぎていて、血糖値が上がりやすくなっているのかもしれません。

そのような人が糖質を摂ると、インスリンが過剰に分泌され、一気に低血糖（血液内のブドウ糖が、異常に少ない）状態になります。

すると、眠くなったり、だるくなったり、やる気がなくなったりするのです。

糖質の摂りすぎは、こうした血糖値の乱高下をもたらし、現代日本人の心身のバランスを不安定なものにしているのです。

最強のクスリ

肝硬変や肝臓がんを引き起こす、「脂肪肝」という恐怖

肝臓は胃腸以上にダメージを受けている

糖質過多は、内臓にもさまざまなダメージを与えますが、なかでも、もっとも強く影響を受ける臓器は、肝臓かもしれません。

私たちが摂取した糖質のうち余分なものは、インスリンの働きにより、肝臓で中性脂肪に作り替えられ、貯蔵されます。

ところが、糖質を摂りすぎると、エネルギーとして使いきることができず、余分な糖質はどんどん中性脂肪に変わっていきます。

さらに、運動不足などによって、日々のエネルギー消費量が減ったり、加齢による基礎代謝の低下でエネルギー消費量が減ったりすると、脂肪に変わる糖質はますます増え、必要以上の脂肪が肝臓にたまっていきます。

その結果、肝臓に異常な量（肝細胞の30％以上）の脂肪が蓄積されてしまった状態を「脂肪肝」といいます。

増え続ける、糖の摂りすぎによる脂肪肝

脂肪肝を発症する人は年々増えており、現在では、日本人の4人に1人が脂肪肝だといわれています。

「脂肪肝」という言葉の響きから、肥満の人に多いイメージをもたれるかもしれませんが、体型自体は痩せていても、脂肪肝になってしまっている人は少なくあ

りません。

かつて、脂肪肝の原因は、主にアルコールの摂りすぎによるものだと思われていました。

しかし近年、**糖質や脂質の摂りすぎなど、アルコール以外の原因で脂肪肝になる人が増えています。**

脂肪肝になると、過剰に増えた脂肪が肝細胞に蓄積し、細胞膜の透過性が高くなったり、肝細胞が壊れたりするため、肝臓の細胞の中の酵素が血液中に流れてしまい、血中のGOT、GPT（いずれも、本来は肝臓の細胞の中にある酵素）などの数値が上昇します。

また、**脂肪肝には、肝炎を発症しやすいという特徴もあります。**

特に、糖質の摂りすぎなど、アルコール以外の原因による脂肪肝が進行すると、「NASH」（非アルコール性脂肪性肝炎）を引き起こします。

NASHとは、肝臓に炎症が起こり、線維化が進む病気です。

線維化した肝臓は硬くなってさらに機能が低下し、肝硬変や肝臓がんといった、命を脅かす病気につながるおそれがあります。

それだけではありません。

脂肪肝の人は、インスリンが効きにくくなるため、血糖値が下がりにくく、糖尿病の発症リスクが高くなることもわかっています。

肝臓の脂肪は比較的落ちやすいため、脂肪肝も軽度であれば、原因さえ取り除けば、改善することができます。

ただ、肝臓は腎臓と並んで「沈黙の臓器」とよばれ、痛みなどの症状が出ることがあまりないため、気づいたときにはかなり症状が進んでいる可能性があります。

そのため、定期的に検査を受けたり、ふだんから、糖質などの摂りすぎに気をつけたりする必要があるのです。

最強のクスリ

糖尿病を引き起こす原因は、食べ方しだいで解消できる

糖尿病はもはや日本人の国民病

これまで、糖質の摂りすぎが体に与えるダメージについてみてきましたが、糖質過多のもっとも大きな問題は、「糖尿病になるリスクが高まる」点にあるといえます。

近年、日本の糖尿病患者の数は増え続けています。

厚生労働省が実施した「２０１６年国民健康・栄養調査」によると、「糖尿病が強く疑われる人」（糖尿病患者）の推計は１０００万人。

推計を始めた１９９７年の６９０万人から、右肩上がりで推移しています。

さらに、２０１６年時点での「糖尿病の可能性を否定できない者」（糖尿病予備軍）も１０００万人と推計されており、糖尿病患者と予備軍の総計は２０００万人。つまり、日本人の6人に1人にあたります。

糖尿病はもはや、日本人の国民病といってもいいかもしれません。

糖質の摂りすぎや運動不足が招く2型糖尿病

糖尿病とは、血液中のブドウ糖の濃度（血糖値）が高くなる病気であり、「1型」と「2型」の2種類があります。


通常、血糖値は、すい臓のランゲルハンス島という部位にある「ベータ細胞」から分泌される、インスリンというホルモンによってコントロールされています。

これまで何度かお話ししてきたように、私たちが食べものから糖質を摂り、血糖値が高くなると、すい臓からインスリンが分泌されます。

血液中の糖質は、一部は脳や筋肉、内臓が働く際のエネルギーとして使われますが、余った分はインスリンの働きによって、筋肉や肝臓にグリコーゲンとして、そして脂肪細胞に中性脂肪として貯蔵されます。

それによって血糖値が下がるわけです。


ところが、なんらかの原因でベータ細胞が破壊され、インスリンが分泌されなくなることがあります。これが1型糖尿病です。

ベータ細胞が破壊されてしまう原因はよくわかっていませんが、免疫細胞が暴走し、ベータ細胞を攻撃するのではないかと考えられています。


一方、食べすぎ（特に糖質の摂りすぎ）や運動不足によって、血糖値が高い状態が続くと、全身の細胞が徐々にインスリンを受けつけなくなることがあります。

すると、なかなか血糖値が下がらなくなるため、すい臓はさらにインスリンを分泌しようと頑張りすぎてしまい、ついに疲れ果てて、インスリンを分泌できない状態になります。これが、2型糖尿病です。

従来、若い人を中心に幅広い世代で発症する1型糖尿病と違い、生活習慣が深くかかわる2型糖尿病は、40代以上で発症することがほとんどであるといわれてきました。

しかし近年では、食生活の変化などにより、10~20代の若い世代にも、2型糖尿病の患者が増えています。

糖尿病が引き起こす、さまざまな合併症

糖尿病がおそろしいのは、数々の合併症を引き起こす点です。

1型でも2型でも、インスリンの分泌が減ったりインスリンの働きが悪くなったりすると、血糖値が高い状態が続くため、血管が障害を受けて、出血したり狭

くなったりして、多臓器に障害が生じるようになります。

たとえば、網膜の毛細血管が出血すれば、網膜症を発症し、失明のリスクが高まります。

また、腎臓の血管が障害を受けると、血液のろ過機能が低下して、老廃物の排出がうまくできなくなる「糖尿病性腎症」を発症します。

ほかにも、糖尿病は狭心症や心筋梗塞、脳梗塞といった血管障害や認知症、がんなどの発症リスクを高めます。

いたずらに怖がる必要はありませんが、ふだんから、糖質過多など、糖尿病を引き起こす原因を遠ざけることは、健康に生きるうえで、とても大事だといえるでしょう。

最強のクスリ

糖尿病には、糖質制限より「空腹の時間」を増やすほうがいい

体内に入れる糖質自体を減らす糖質制限

では、糖質の摂りすぎによってもたらされる害から体を守るには、どうしたらいいのでしょう。

まず考えられるのは、体内に入る糖質の量自体を減らすことです。

みなさんは、「糖質制限」という言葉を耳にしたことはありませんか?

糖質制限は、近年話題を集めている健康法・ダイエット法で、「ご飯やパン、イモ類、果物など、炭水化物に含まれる糖質の摂取量を一日130g以下に抑える」というものです。

炭水化物を断つと、体はエネルギー不足に陥り、蓄えた中性脂肪を分解してエネルギーに変えるため、比較的簡単に痩せることができるのです。

糖質制限は、もともと小児の難治性てんかんに有効であると欧米で普及しましたが、血糖値が改善する、体重が減るとのことで、ダイエット目的に人気を集めています。

筋肉量の減少など糖質制限にはデメリットも

しかし、最近は、糖質制限の危険性やデメリットも取りざたされています。

まず、糖質制限をすると、脂肪だけでなく、筋肉の量まで減ってしまいます。

成人には、本当は一日１７０ｇの糖質が必要だといわれています。

糖質を一日130g以下に制限してしまうと、体は脂肪やタンパク質を構成しているアミノ酸を糖に作り替え、エネルギーにしようとします。その結果、筋肉量が減ってしまうのです。

若い人、過度の肥満に悩んでいる人ならまだいいのですが。高齢者は避けたほうがいいでしょう。

また、**糖質制限を行った結果、かえって体を壊してしまったり、病気になってしまったりする人もいます。**

糖質制限においては、カロリーは脂質やタンパク質などによって摂ることになり、基本的には「糖質以外は何を食べてもいい」とされています。

そのため、人によっては、「糖質さえ食べなければいい」とばかりに、肉類や油を使った料理を食べすぎてしまう人がいます。

すると、今度は血管に悪玉コレステロールなどの脂質がたまり、それによって血管が狭くなり、脳梗塞や心筋梗塞が起こるおそれがあるのです。

なお糖質制限は、アメリカの糖尿病学会では治療法として認められていますが、日本の糖尿病学会では認められていません。

糖尿病にも「空腹」を活用した食べ方がおすすめ

では、糖質の摂りすぎによる害から体を守るためにはどうしたらいいのか。

私はやはり、空腹の時間を作って「糖質のリセット」をすることをおすすめします。

まず、一日1回でも一週間に1回でも、ものを食べない時間を作ることで、ふだん、糖質を摂りすぎている人でも、いったん血糖値を下げることができます。

さらに、食べものから糖質が補給されない時間が長くなれば、体は脂肪細胞や肝臓にため込んでいた脂肪を分解し、エネルギー源にします。

つまり、脂肪肝や、つきすぎた内臓脂肪から、余分な脂肪を取り除くことができるのです。

この方法の素晴らしいところは、なんといっても「これは糖質」「これは脂質」といった選択をしなくてもいい点です。食べない時間を決める。これをルール化するだけで、無理なく糖質が減っていき、結果として糖質過多の状態を改善することができるのです。

糖質制限には、食べたいものを食べられないというストレスがありますが、この食事法だと、好きなものを自由に食べられるので継続しやすいでしょう。

しかも最近の研究により、オートファジーにはインスリンの分泌を促し、2型糖尿病を改善させる可能性があることがわかってきました。

実際、空腹の時間を作ることで、「ＨｂＡ１ｃ」（ヘモグロビンエイワンシー）の値が下がることも少なくありません。

ＨｂＡ１ｃとは、ブドウ糖と結合したヘモグロビンの割合を示す値であり、これが大きいほど、血液中のブドウ糖が多い（血糖値が高い）ということになります。ＨｂＡ１ｃには、2～3か月の血糖値の平均値が反映されるので、なかなか下がりにくいのですが、私がこの食事法をおすすめした2型糖尿病の患者さんの中には、ＨｂＡ１ｃの値が、3か月で0・6％下がった方もいらっしゃいます。

このように、「空腹の時間を作る」食事法なら、無理なく糖質の摂りすぎをリセットし、余分な脂肪を落とし、病気を遠ざけることができます。みなさんもぜひ試してみてください。

第4章

「空腹力」を高めれば、これだけの病気が遠ざかる！

最強のクスリ

空腹力で、がんの原因を取り除く

「空腹」は、がんのリスクを遠ざける

第３章では、空腹の時間を作る食事法が、「糖質の摂りすぎ」による害を取り除くうえで、いかに効果的であるかをお話ししてきました。

第４章では、この食事法による改善や予防が見込まれる、ほかのさまざまな体の不調や病気についても、お伝えしたいと思います。

さて、数ある病気の中でも、みなさんの関心が高いのは、やはり「がん」ではないでしょうか。

１９８１年以降、がんは長年にわたって、日本人の死因の第１位を占めていま

す。

また、日本人の2人に1人は、一生のうちに一度はがんになり、3人に1人はがんで亡くなっているともいわれています。

がんは怖い病気ですが、誰がかかってもおかしくない、身近な病気でもあるのです。

ただ、日常生活の中で、「がんにならないための健康法」や「がんにならないための食事法」を日々実践されている方は、それほど多くはいらっしゃらないと思います。

もし、「○○という食品がいい」といわれても、毎日食べ続けるのは苦痛ですし、実現できる人は多くはないでしょう。

しかし、**「空腹の時間を作る」食事法なら、何を食べてもかまわないため、他の方法に比べて継続しやすいといえるのではないでしょうか。**

人間にはもともと、がんを予防するシステムが備わっている

「空腹の時間を作る」ことが、がんを予防するうえでなぜ効果的なのかをお話しする前に、がんが生まれるメカニズムについて、簡単に説明しておきましょう。

私たちの体は、約60兆の細胞からできています。

それらの細胞は日々、分裂を繰り返して生まれ変わっており、細胞が分裂する際には、遺伝子（ＤＮＡ）が持つ情報にしたがって、正確にコピーされます。

しかし、なんらかの原因でＤＮＡが傷つけられると、細胞のコピーミスが生じて突然変異を起こし、がん細胞が生まれるきっかけとなります。

胃や腸などの臓器の表面部分に傷がつき、その傷が修復される際にミスが発生

して、がん細胞が生まれることもあります。

正常なＤＮＡは、周りとの調和をとりながら細胞分裂の速度や回数をコントロールしているのですが、ＤＮＡのコピーミスなどによって生まれたがん細胞は抑制がきかず、どこまでも増殖していくのです。


なお、ＤＮＡは外部からの刺激や活性酸素などによってさまざまな攻撃を受けており、体内では毎日３０００〜５０００個ものがん細胞が生まれています。

ただ、人間の体にはＤＮＡを修復する酵素があり、傷ついたＤＮＡはすぐに修復されます。

また、ＤＮＡが修復不可能な傷を受けた場合、体はすぐにその細胞を除去し、がん細胞の発生を防ぎます。

これを「アポトーシス」といいます。

もし修復もアポトーシスもきかなかった場合には、全身の血液を駆け巡り、パトロールをしている免疫細胞が、発生したがん細胞をきちんと除去してくれます。

人体は、こうした二重三重の防御システムによって、がんから守られているのですが、ＤＮＡへの攻撃回数が増えたり、加齢などにより修復機能やアポトーシス機能、免疫機能が衰えたりすると、生き残るがん細胞が現れます。

オートファジーによる細胞の修復が発がんリスクを下げる

さて、空腹の時間を作ることが、なぜがんの予防につながるかというと、「脂肪を減らし、肥満を解消する」からです。

実は、がんと糖尿病、がんと脂肪には、密接な関係があります。

糖尿病になったり、肥満になったりすると、がんになるリスクが上がってしまうのです。

国際がん研究機関（ＩＡＲＣ）が、平均年齢62～63歳の４万人強を対象に行った調査によると、腹囲が11㎝増えるごとに、肥満関連のがんのリスクが13％上昇することがわかったそうです。

日本でも、日本糖尿病学会と日本癌学会による調査で、糖尿病患者は、がんの発症リスクが約１・２倍になることが明らかになっています。

では、なぜ、糖尿病や肥満（脂肪）が、がんになるリスクを高めるのか。

ポイントは内臓脂肪です。

内臓脂肪には、インスリンに対する体の反応を低下させる働きがあります。

つまり、内臓脂肪が多い人は、少ない人に比べて血糖値が下がりにくいのです。

また、糖尿病の人もインスリンの効き目が悪くなります。

すると体は、血糖値を下げるため、より多くのインスリンを分泌しようと頑張ってしまい、結果として、体内のインスリン濃度が高くなります。


そして、インスリンの濃度が高い状態が続くと、

・アポトーシスが起こりにくくなる。
・細胞の増殖が促進される。

といったことが発生し、がん細胞が生き残ったり増殖したりしやすくなってしまうのです。

さらに、内臓脂肪が増えすぎると、がん細胞の増殖を促す悪玉ホルモン「ＩＬ-６」が分泌されます。

日本癌学会の発表によると、「最近報告された英国人５２４万人を対象にした追跡調査では、22種類のがんのうち17種類のがんは肥満するほど増える」とされています。

特に大腸がん、肝臓がん、胆嚢《たんのう》がん、すい臓がん、子宮がん、腎臓がんなどは影響を受けやすく、肥満が健康に及ぼす害がわかってきました。

同じく日本癌学会の発表では、がんが発生する主要な原因は、たばこ（30％）と肥満（30％）です。

肥満にならないということは、たばこを吸わないことと同じほど重要なのです。

空腹こそが、がんのさまざまな原因を取り除いてくれる

すでにお話ししたように、最後にものを食べてから10時間ほどたつと、脂肪、特に内臓脂肪の分解が始まります。

つまり、まとまった空腹の時間を作ることは、がんの予防にも大きく役立つということになります。

もちろん、空腹は、肝臓がんの原因となる脂肪肝の改善にも効果的です。

それだけではありません。

食べすぎなどによって胃腸の機能が低下すると、腸内に、がんの原因ともなる有毒物質がたまりやすくなり、腸内環境が悪化すれば、免疫力も落ちてしまいます。

腸内には、数多くの免疫細胞が存在しているからです。

しかし、空腹の時間を作り、胃腸がよく働くようになれば、有害物質の発生が抑えられ、免疫力が活発化するため、がん細胞もより除去されやすくなります。

さらに、空腹によってオートファジーが働くと、がん細胞を発生させる原因の一つである、活性酸素の働きが抑制されます。

後で詳しくお話ししますが、活性酸素の多くは、細胞内のミトコンドリアで作られます。

そして、古く質の悪いミトコンドリアからは活性酸素が多く発生し、新しく質の良いミトコンドリアでは、活性酸素の発生が抑えられます。

空腹によってオートファジーが働き、古くなったミトコンドリアが新しく生まれ変われば、活性酸素も減るのです。

このように、空腹というクスリは、がんの予防においても非常に効果的だといえます。

ただ、一つ気をつけなければいけないのが、すでにがん（悪性腫瘍）が体内に発生している場合は、空腹が逆効果になるおそれもある、ということです。

がん細胞には、飢餓状態に陥りやすいという特徴があるため、治療においてはしばしば、がん細胞に栄養が送られないようにする「兵糧《ひょうろう》攻め」が行われます。

ところが、オートファジーが働くと、自分で栄養を作り出すため、がん細胞が生き残りやすくなってしまうのです。

「空腹の時間を作る」食事法は、あくまでも予防のためであり、すでにがんを発症しているという方は、医師の指示に従うようにしてください。

最強のクスリ

空腹力で血液をきれいに！
高血圧症を改善

日本人の３人に１人が、高血圧に悩んでいる

高血圧状態が日常的に長く続く「高血圧症」は、日本人にとって、非常に身近な生活習慣病です。

厚生労働省が２０１４年に実施した「患者調査」によると、継続的な治療を受けている高血圧性疾患の患者数は１０１０万８０００人ですが、治療を受けていない人も含めると約４３００万人、つまり日本人の３人に１人が高血圧症を患っているとも推定されています。

おそらくみなさんの中にも、「健康診断で、毎回血圧が高いといわれてしまう」という方がいらっしゃるのではないでしょうか。

ちなみに、血圧とは「心臓から送り出された血液が、動脈を通るときにかかる圧力」「血液が、動脈の壁を押す力」のことです。

心臓は通常、1分間に60～70回ほど、血液を動脈に送り出しています。血圧を測ると、必ず「収縮期血圧（最高血圧）」と「拡張期血圧（最低血圧）」の2つの値が出ますが、これらはそれぞれ、血液が送り出されたときに動脈の血管にかかる圧力と、血液が送り出された後にかかる圧力を示しています。

そして、75歳未満で収縮期血圧が140㎜Hg以上、あるいは拡張期血圧が90㎜Hg以上の人が、高血圧と診断されます。

ドロドロ血液が、おそろしい動脈硬化を引き起こす

では、高血圧の何が問題なのか、もう少し詳しくお話ししましょう。

そもそも血圧が高くなるのはなぜかというと、血管が狭くなったり、血液がドロドロになっていたりするためです。

ホースの中にポンプで水を送り込むとき、太いホースに流すのと細いホースに流すのとでは、後者のほうが力が必要で、圧力もかかります。

また、きれいな水を流すのと泥水を流すのとでは、泥水のほうが力が必要で、ホースにも圧力がかかります。

このホース＝動脈の血管、水（もしくは泥水）＝血液に置き換えてみてください。

余分なものや老廃物が血管の壁にこびりついていたり、血液がドロドロだったりすると、心臓はより強い力で血液を送り出さなければならず、血

管にかかる圧力、つまり血圧も高くなるのです。

狭い血管やドロドロ血液は、まず心臓を弱らせます。常に強い力で血液を押し出していると、心臓の筋肉はどんどん厚く、硬くなりますが、それに伴って柔軟性が失われ、機能が弱くなります。そのため、高血圧の人は、少し身体を動かしただけでも息切れしたり、動悸《どうき》が激しくなったりすることが多く、心不全が起こるリスクも高くなります。

狭い血管やドロドロ血液は、血管にも影響を及ぼします。大きな圧力がかかり続けると、血管が破れないようにするため、体は血管の壁を厚くしますが、血管の壁が厚くなると、それだけ血液の通り道は狭くなるのです。

血圧が高いと、狭くなった血管を血液が通るため、血管にさらに圧力がかかり、血管の壁がさらに厚くなり……といったことが繰り返されて、動脈の血管の壁が厚く硬くなり、柔軟性や弾力性を失っていきます。

これを「動脈硬化」といいます。

動脈硬化が進むと、血管は傷ついたり破れたりしやすくなり、血流が悪くなり、血栓（血液中の血小板が固まったもの）もできやすくなります。

脳の血管で動脈硬化が進むと、脳出血、認知症などが起こりやすくなり、心臓に酸素や栄養を運んでくる冠動脈で動脈硬化が起こり、血流が悪くなると、狭心症のリスクが高まります。

また、血管が血栓によってふさがれ、血流が遮られると、脳梗塞や心筋梗塞が引き起こされます。

近年、食べすぎによる高血圧が増えている

昔から、日本人の高血圧の最大の原因として、「塩分（ナトリウム）の摂りすぎ」が挙げられてきましたが、**近年、よく見られるようになったのが、内臓脂肪型の肥満を原因とする高血圧です。**

内臓脂肪が増え、インスリンの効き目が悪くなると、すい臓は大量のインスリンを分泌するようになりますが、インスリンには交感神経を優位にし、血圧を上げる働きがあります。またインスリンには、腎臓における塩分の排泄を妨げる働きもあるため、血中の塩分濃度が高くなり、高血圧になってしまうわけです。

さらに肥大化した大型脂肪細胞からは、「アンジオテンシノーゲン」という昇圧物質が分泌されるため、血圧が上がってしまいます。

そしてもちろん、食べすぎ（糖質や脂質の摂りすぎ）も、高血圧を招く原因となります。血液中の過剰な中性脂肪や悪玉コレステロールが血管壁に付着すると、血管が狭くなるからです。

内臓脂肪型の肥満や食べすぎが原因で、血圧が高くなっている人は、ぜひ空腹の時間を作ってみてください。

内臓脂肪が分解され、血液中の糖質や脂質、悪玉コレステロールが減れば、高血圧の改善につながりますし、オートファジーは、動脈硬化など、血管障害の予防や治療に効果があるとも考えられているのです。

最強のクスリ

空腹力で
認知症発症のリスクを減らす！

認知症の大きな原因となる生活習慣病

近年、認知症の患者数は増加の一途をたどっており、今後も増え続けると考えられています。

内閣府が２０１７年に発表したデータによると、２０１２年の認知症高齢者数は４６２万人でしたが、高齢化社会の進展に伴い、２０２５年には８００万人前後、高齢者の約5人に1人にまで達する可能性があるとの推計が出ています。

「ほんの少し前の出来事を思い出せない」「新しいことを覚えられない」「言葉がなかなか出てこない」「仕事の要領が悪くなる」「道具がうまく使えない」など、認知症の症状は、いずれも辛いものばかりですが、「自分が将来、認知症になるかどうか」は、誰にもわかりません。
みなさんの中にも、「自分が認知症になったらどうしよう」という不安を抱いている人、「認知症になるのを防ぐために、今からできることがあれば、やっておきたい」と思っている人も、たくさんいらっしゃるでしょう。

残念ながら、現在、認知症に対する決定的な予防方法や治療方法はまだ見つかっていませんが、「できるだけ人と交流し、社会とのつながりを持つ」「生きがいや達成感が感じられるようなことをし、心や脳を働かせる」といったことに加え、**「生活習慣病を予防する」ことが、認知症の予防においては非常に大事**だとされています。

高血圧症や糖尿病、脂質異常症、脳卒中、肥満といった生活習慣病と、認知症との関連性については、過去に多くの研究がなされており、食生活の改善や適度な運動が、認知症の予防につながると考えられているのです。

糖尿病が、アルツハイマー型認知症にかかるリスクを2倍高めている

ひと口に「認知症」といっても、さまざまな種類がありますが、日本でもっとも多いのが「アルツハイマー型認知症」であり、認知症患者の6〜7割が、これに該当します。

アルツハイマー型認知症は、「アミロイドβ」や「タウ」というタンパク質が脳に蓄積し、神経細胞が減少して、記憶を司る「海馬」を中心に脳が萎縮するというもので、「記憶障害が緩やかに進行する」「人物や場所、時間などが認識できなくなる」といった特徴があります。

原因はまだはっきりと解明されてはいませんが、かつてアメリカで行われた研究では、高血圧症や糖尿病など、生活習慣病に関わる因子とアルツハイマー型認知症との関連性が明らかにされています。

動物実験により、**「内臓脂肪から分泌される悪玉ホルモンが、アミロイドβを脳に蓄積させている」**という結果が出たケースもあるようです。

また、九州大学が福岡県糟屋《かすや》郡《ぐん》久山町《ひさやままち》の住人を対象に、１９８５年以降継続的に行っている研究（久山町研究）では、内臓脂肪の増加や２型糖尿病に伴う高インスリン血症状態が、アルツハイマー型認知症の原因となるアミロイドβの分解を阻害すること、タウの変質促進に関わっていること、糖尿病患者がアルツハイマー型認知症を発症するリスクが、血糖値が正常な人より２・１倍も高いことが明らかになっています。

一方、近年増えつつあるのが脳血管型認知症で、日本の認知症患者の約２割を占めています。

これは、脳梗塞や脳出血などが原因で血流障害が起こり、脳の一部が壊死《えし》して機能が低下するというもので、梗塞が脳のあちこちに起こったときや、完全に血管が詰まっていなくても、脳の動脈硬化が強く、血流が極端に悪くなったときに、脳血管型認知症が発生しやすいと考えられています。

そして久山町研究では、高血圧症の人は、血圧が正常な人に比べて、

・50～64歳で２・４～10・１倍
・65～79歳で３・０～５・５倍

も、脳血管型認知症のリスクが高まるという結果が出ています。

認知症の予防効果も期待できる空腹の力

このように、認知症と生活習慣病には密接な関わりがあります。

さらに、活性酸素が脳の海馬などを傷つけ、神経細胞に障害を与えることもわかっており、認知症にも、活性酸素がある程度関わっていると考えられています。

「空腹の時間を作る」食事法には、生活習慣病の予防効果があり、また、活性酸素を発生させる古いミトコンドリアを除去する効果もあります。

そのため、この食事法は、認知症の予防においても、ある程度の効果を示すと思われます。

ただ、一つお伝えしておきたいのは、がんと同様、認知症についても、「すでに発症している場合には、オートファジーが逆効果になってしまう可能性がある」ということです。

２０１５年に東京医科歯科大学が発表した研究結果では、アルツハイマー型認知症を発症している場合、オートファジーが脳内のアミロイドβを増やし、症状を悪化させる可能性があることが示唆《しさ》されています。

「空腹の時間を作る」食事法は、あくまでも予防のためのものであり、認知症の疑いがある方、すでに発症しているという方は、医師の指示に従うようにしてください。

最強のクスリ

免疫力をアップさせて、アレルギーや感染症を遠ざける

免疫細胞の暴走がアレルギーの原因

春先になると、くしゃみや鼻水、目のかゆみが止まらなくなり、仕事や家事が手につかない。自分自身や子ども、孫に食べもののアレルギーがあり、食事の内容にいちいち気をつけなければならない。動物に対するアレルギーがあり、ペットを飼うことができない……。

こうしたアレルギー疾患に悩む人は年々増えています。

ほんの数十年前まで、アレルギーを持つ人はごくわずかでしたが、現在では日本人の2人に1人が、なんらかのアレルギーを持っているとさえいわれています。

アレルギーは、人間を病気や有害な物質から守ってくれるはずの免疫力が暴走することで起こります。

私たちはふだん、おびただしい数のウイルスや有害物質に囲まれています。

それでも、病気にならずに済むことが多いのは、人間の身体に、ウイルスや有害物質などを排除する力、つまり免疫力が備わっているからです。

免疫力の中心的な存在となるのは、免疫細胞です。

健康な人の体内には、さまざまな種類の免疫細胞がバランスよく存在し、お互いに協力し合って、有害な異物やウイルスなどを常に監視し撃退しています。

通常、ウイルスや有害物質（抗原）が体内に入ってくると、免疫細胞はその抗原とぴったりくっつく抗体を作ります。

そうすることで、抗原を排除しやすくなるからです。

ところが、なんらかの原因で、花粉や食べものなど、特に有害でない物質が体内に入ったときに、抗体ができてしまうことがあります。

その後、再び同じ物質が体内に入り、抗体と結びつくと、それを体の外に排出するため、ヒスタミンやロイコトリエンといった化学物質が分泌され、くしゃみ、鼻水、じんましん……といった反応を起こすようになるのです。

腸内環境を整えて、アレルギーや病気を改善する

では、こうした「免疫力の過剰反応」はなぜ起こるのでしょう。

理由はいろいろ考えられるのですが、その一つとして挙げられるのが、「腸内環境の悪化」です。

腸の中には善玉菌、悪玉菌、日和見菌の３種類の腸内細菌がいて、バランスをとりつつ、環境を保っています。正常なときは善玉菌が優勢なのですが、腸内環

境が悪化すると、悪玉菌が増えていきます。

腸内環境が悪化する原因としては、ストレスによる自律神経の乱れや運動不足、便秘などがありますが、食べすぎもその一つです。

常に大量の食べものが運ばれてきたり、働きすぎによる疲弊や老化などによって腸の機能が衰えたりすると、腸内には、きちんと消化されなかった食べものがたまっていきます。すると、悪玉菌がそれらを腐敗させ、アンモニアや硫化水素といった有害物質や発がん性物質が増えて腸内環境が悪化し、腸の働きはますます悪くなります。

その結果、「下痢や便秘が起きやすくなる」「有害物質が毛細血管をとおって肌を荒れさせ、吹き出物ができやすくなる」「太りやすくなる」など、体にさまざまな影響が及び、ときにはがんなどの大きな病気につながることもあります。

腸内環境の悪化は、免疫細胞の働きにも、大きなダメージを与えます。

実は、免疫細胞の６割は、腸に集まっているといわれています。

食べものと一緒に入ってきたウイルスや有害物質を排除するためです。

ところが、腸内環境が悪化すると、免疫細胞が正常に働けなくなり、本来は害のないものを敵であると見なし、攻撃するようになってしまうのです。

あるいは、有害物質によって腸の粘膜が弱り、腸壁に傷ができると、そこから、未消化のタンパク質が体内に入り込み、アレルギー反応が起こることもあります。

腸をいたわること、食べすぎを防ぐことは、アレルギーを改善するうえで、非常に重要です。

アレルギー疾患に悩んでいる人は、ぜひ空腹の時間を作ってみてください。

オートファジーには、感染症の原因となる細菌を分解する働きもある

なおオートファジーには、感染症の原因となる細菌を分解する働きもあります。

私たちの体には、日々、さまざまな細菌が入り込んでいます。

こうした細菌は、通常は免疫細胞によって捕えられ、分解されるのですが、なかには細胞の中に逃げ込む（細胞内感染する）細菌もあります。

細胞に入り込んだ細菌は、免疫細胞からの攻撃をかわしつつ、適度な温度や水分を得、細胞内の栄養素を利用して生き延び、増殖していきます。

そして、オートファジーには、細胞内に逃れた溶血性A群レンサ球菌やサルモ

ネラ、結核菌、黄色ブドウ球菌などの細菌をとらえ、分解する働きがあります。

溶血性Ａ群レンサ球菌は、急性咽頭炎《いんとうえん》などを引き起こす細菌で、サルモネラは、食中毒の、結核菌は結核の原因となります。

また黄色ブドウ球菌は、皮膚の表面や、傷口（特に化膿しているもの）などに存在しており、食べものの中で増殖すると、毒素を作り、食中毒の原因となります。

空腹の時間を作り、オートファジーが働けば、これらの細菌が引き起こす病気に感染するリスクも低くなるのです。


しかし一方で、性感染症を引き起こすクラミジア、食中毒を引き起こす腸炎ビブリオ、肺炎などを引き起こすレジオネラ、歯周病菌など、オートファジーを利用して、かえって増殖する細菌もあります。

もし、こうした細菌に感染していることがわかったり、こうした細菌を原因とする病気にかかってしまったりした場合は、医師の指示に従ってください。

最強のクスリ

空腹を楽しむのは、究極のアンチエイジング

老化を防ぎ、疲れにくい体になる

いつの時代も、「老化」は人々にとって、大きな悩みの種です。

シワやシミ、白髪が増えてきた。

物忘れがひどくなった。

体力が落ち、疲れやすくなった……。

おそらく誰でも、こうした悩みを抱え、「できれば老化を食い止めたい」と思っているのではないでしょうか。

では、老化を食い止めるには、あるいは老化のスピードを少しでも遅くするには、どうすればいいのでしょう。

たとえば、肌の老化であれば「化粧水や保湿クリームによって潤いを補う」「紫外線によるダメージを防ぐため、日光にあたらないようにする」といった方法もありますが、並行して、ぜひやっていただきたいのが、空腹の時間を増やすことです。

なぜなら、**この食事法は、「古くなった細胞を新しく生まれ変わらせる」という、究極のアンチエイジングを可能にする**からです。

活性酸素が細胞を老化させる

老化は、「細胞の老化」によってもたらされます。

シワやシミができるのは皮膚の細胞が、白髪が生えるのは髪や地肌の細胞が、物忘れがひどくなるのは脳細胞が、疲れやすくなるのは筋肉や内臓の細胞が老化し、機能が衰えることが原因で起こるのです。

では、細胞はなぜ老化するのでしょう。

その原因としては、さまざまなものが挙げられますが、細胞の老化に大きく関わっていると考えられるのが、これまでも何度か登場した「活性酸素」です。

活性酸素は、「酸化させる力」が強く、少量ならウイルスや異物の除去に役立つのですが、数が多くなると、体内の細胞をも酸化させてしまいます。

たとえば鉄は、酸化すると錆びてしまいますが、同じように、細胞も酸化すると錆びる＝老化してしまうのです。

ちなみに、老化は40代から加速するといわれています。

なぜなら、活性酸素を除去する「抗酸化酵素」の能力が急激に弱まるか

らです。

そして、活性酸素の発生や抗酸化酵素の衰えに深く関わっているのが、ミトコンドリアです。

ミトコンドリアの質と数の低下が、疲労や老化をもたらす

ミトコンドリアは、細胞の中にある小さな器官で、1個の細胞に数百から数千個存在しています。

ミトコンドリアは、糖や脂肪酸から、細胞の活動に不可欠なエネルギーを作り出す役割を担っており、このとき、活性酸素も発生させます。

体内の活性酸素の9割はミトコンドリアが作り出しているといわれていますが、一方でミトコンドリアの中には、抗酸化酵素も存在しています。

細胞内のミトコンドリアが新しく、質がよく、数が多いほど、その細胞はたくさんのエネルギーを得ることができ、活性酸素のダメージを受けることが少なくなります。

新しく質のよいミトコンドリアは、抗酸化酵素が活発に働き、たくさんのエネルギーを作るわりに、活性酸素をあまり発生させないからです。

しかし、加齢や食べすぎ、運動不足などは、細胞内のミトコンドリアの質や数を低下させます。

体の細胞内のミトコンドリアが古く、質が悪く、数が少ないと、得られるエネルギーが少ないうえに、活性酸素のダメージを受けやすくなるため、それが疲労や老化の原因となってしまいます。

もうおわかりでしょう。

全身の細胞内のミトコンドリアを新しくし、質を高め、数を増やせば、細胞内の老化を食い止めることができます。

そしてそれには、「空腹の時間を作ること」がうってつけなのです。

なぜなら、**トータル16時間、ものを食べない時間を作れば、オートファジーによって、細胞内の古いミトコンドリアが一掃され、新しく生まれ変わる**からです。

空腹で、成長ホルモンの分泌を促し、疲れ知らずの体に

さらに、「空腹の時間を作る」食事法には、成長ホルモンの分泌を促す効果もあります。

成長ホルモンには、「代謝を高める」「筋肉量を増やす」「コラーゲンを作る」「脂肪の分解を促進する」といった働きがあります。

成長ホルモンが多く分泌されれば、しわやしみなど、老化による肌のトラブルや、筋肉量の低下に伴う疲労感などが改善されるでしょう。

一般的に、40歳前後の人の成長ホルモンの分泌量は、20歳前後の人の5割程度であり、それが老化の一つの原因ともなっています。

ところが、空腹状態や低血糖状態を作ると、成長ホルモンの分泌が促進されるのです。

これまで見てきたように、さまざまな病気を遠ざけ、老化を防ぐうえで、「空腹」はすごいパワーを発揮します。

みなさんもぜひ、この本でご紹介した食事法を実践し、空腹のパワーを感じてみてください。

「空腹」こそ最強のクスリ

発行日　2019年2月4日　第1刷
発行日　2021年1月27日　第36刷

著者　青木厚

本書プロジェクトチーム
編集統括　柿内尚文
編集担当　小林英史
編集協力　村本篤信、寺口雅彦
田代貴久（キャスティングドクター）
装丁　井上新八
本文デザイン　廣瀬梨江
図表作成　大藪完爾（大藪デザイン事務所）
校正　植嶋朝子
DTP　伏田光宏（F's factory）

営業統括　丸山敏生
営業推進　増尾友裕、藤野茉友、綱脇愛、大原桂子、桐山敦子、矢部愛、寺内未来子
販売促進　池田孝一郎、石井耕平、熊切絵理、菊山清佳、吉村寿美子、矢橋寛子、遠藤真知子、森田真紀、大村かおり、高垣真美、高垣知子
プロモーション　山田美恵、林屋成一郎
講演・マネジメント事業　斎藤和佳、志水公美

編集　舘瑞恵、栗田亘、村上芳子、大住兼正、菊地貴広
メディア開発　池田剛、中山景、中村悟志、長野太介、多湖元毅
管理部　八木宏之、早坂裕子、生越こずえ、名児耶美咲、金井昭彦
マネジメント　坂下毅
発行人　高橋克佳

発行所　株式会社アスコム

〒105-0003
東京都港区西新橋2-23-1　3東洋海事ビル
編集部　TEL：03-5425-6627
営業部　TEL：03-5425-6626　FAX：03-5425-6770

印刷・製本　中央精版印刷株式会社

Printed in Japan ISBN 978-4-7762-1019-1